La Rose

Déesse Médecine

L'élixir qui a traversé le temps de l'Égypte ancienne, l'Inde, la Chine à la médecine moderne et son utilisation en aromathérapie comme huile essentielle

Elizabeth Ashley

Traduit et édité par

Ouassima I. Touahria & Aissam A. Touahria

Core Magik

La Rose : Déesse Médecine. L'élixir qui a traversé le temps de l'Égypte ancienne, l'Inde, la Chine à la médecine moderne, par Elizabeth Ashley

Titre en anglais: Rose - Goddess Medicine: The Timeless Elixir of Ancient Egypt, Ayurveda, Chinese Medicine, Essential Oils and Modern Medicine: Volume 4

ISBN: 978-1-957827-04-9

Traduction et correction : Ouassima I. Touahria & Aissam A. Touahria, Jean-Joel Lalanne

Couverture du livre : Paul Antoine De La Boulaye, Belle Epoque beauty reclining on a settee with roses, 1907

Première impression : novembre 2022

Toutes les informations contenues dans ce livre sont à des fins éducatives uniquement. Le contenu n'est pas en contradiction avec les règlementations médicales et n'est pas destiné à diagnostiquer, traiter ou guérir toute maladie, donner des prescriptions ou remèdes pour toute maladie ou condition de santé et n'est pas conçu pour remplacer toute forme de conseil médical ou professionnel.

À Suzanne,

Ma charmante amie des abeilles....

J'aimerais te rencontrer dans un endroit intemporel et sans frontières,

quelque part, hors contexte et au-delà de toutes les conséquences.

Suzanne Vega, Langue

Contenu

Introduction

La médecine orthodoxe se base sur la science exacte et mesurable. Elle n'a pas de place pour les connexions symboliques. Mais la médecine alternative reconnaît la connexion âme-corps-esprit ce qui rend nécessaire l'enquête sur la façon dont ces vérités symboliques affectent ce que nous ressentons... parce qu'en fin de compte, les émotions qui en résultent influencent profondément notre bien-être physique aussi.

Il n'y a pas de symbole plus profond que celui de la rose (sauf peut-être la forme d'un cœur ou d'une croix, peut-être). Nous donnons des fleurs pour dire aux gens qu'ils comptent, un cadeau reçu à l'hôpital rend la lutte pour se rétablir une option plus attrayante, sachant que quelqu'un se soucie de vous et tient à vous. Mais lorsque des roses rouges sont offertes, le message est plus explicite ; cela ne communique pas que « je me soucie de vous », mais signifie que « je suis amoureux de vous ». Alors, qu'est-ce que ça vous fait de savoir que quelqu'un a des sentiments si profonds pour vous ! Souvent, j'imagine, il y a un sourire, des pensées, peut-être, une romance ensemble ou peut-être même des enfants ?

Le symbolisme de la rose est éternel.... il transmet le message « J'aimerais ressentir cela à votre sujet jusqu'à la fin des temps ».

De la même manière, dans quelle mesure serait-il approprié de donner des roses rouges comme cadeau de rétablissement à *la femme de quelqu'un d'autre* ? Ou en fait, à votre grand-père ? Immédiatement, cela semble choquant. C'est quelque chose qui n'est tout simplement pas à faire, car le symbole de la rose touche droit au fond. Donc, quand nous recevons ces roses rouges de quelqu'un que nous adorons, il *faut* que notre cœur s'envole, que nous nous tenions la main et que la joie perdure. Mais malheureusement, la vie n'est pas comme ça, n'est-ce pas ? La condition humaine rend inévitablement les choses plus difficiles.

Comme nous ignorons les blessures que nous transportons des relations passées avec les amants, les parents et les autres, ce bagage avec notre

« moi du passé » influence nos réactions émotionnelles et physiques. Nous nous retenons émotionnellement, nous devenons suspicieux et méfiants.

Pour beaucoup, les premières nuits de sexe sont une conflagration de passion, mais tôt ou tard, un extincteur s'allume et des sonnettes d'alarme commencent à sonner.

Malheureusement, tous les tests de grossesse ne deviennent pas bleus et ce rêve de bonheur familial reste insaisissable.

Même les mariages les plus heureux ont une date d'expiration lorsqu'un amant solitaire se tient devant une tombe toujours incapable de dire au revoir.

L'amour continue, mais la douleur crie sans cesse.

« Où est le bonheur éternel ? » nous demandons-nous, alors que le mensonge de conte de fées commence à se déployer.

Mais ce qui est magique et enchanteur, ce sont les pétales de cette rose qui sont présents durant toutes ces expériences et qui contiennent des propriétés médicinales incompréhensibles dans leur pouvoir. Ces derniers guérissent le chagrin, réparent les mariages, débloquent et dissipent le traumatisme, ravivent la sexualité, réduisent l'anxiété, éloignent la tristesse et rétablissent la confiance.

Bien que j'aie écrit ce livre, c'est la sagesse d'autres royaumes que vous trouverez dans ces pages, d'anciennes déesses sumériennes, de Cléopâtre et de l'Église primitive, de la médecine ayurvédique et traditionnelle chinoise et des idées extraordinaires des guérisseurs d'il y a si longtemps, de la médecine moderne, des infirmières et des sages-femmes, des conseillers en toxicomanie, des médecins et des scientifiques du monde entier, des explications probantes de la raison pour laquelle la rose peut si magiquement réparer les chagrins d'amour et de la sexualité.

Réellement, avec ce livre, je ne suis qu'un canal de transmission dont les doigts crépitent sur le clavier pour écrire... rien de plus... Je suis stupéfaite par les choses que j'ai apprises.

Qui qu'« ils » soient, ils disent « Écoute ton intuition » et c'est ce que j'essaie de faire. D'autres personnes, dont j'en fais partie disent « tenez-vous-en au plan, ne vous laissez pas distraire et ne dérivez pas », j'essaie de le faire aussi. Et pourtant, la Rose m'a attirée.

Ce n'était pas dans mes plans d'effectuer des recherches sur la rose. Avec arrogance, je croyais qu'après plus de vingt ans d'utilisation des huiles essentielles, je savais à peu près tout ce qu'il y avait à savoir. Et pourtant, les gens n'arrêtaient pas de me demander d'y jeter un coup d'œil. Robert Tisserand m'a demandé d'écrire un article sur la rose, ensuite Gergley Hollandi du Hungarian aromatherapy magazine Aromatika.hu, puis la Fédération internationale des aromathérapeutes m'a sollicitée aussi.

Comme l'appel d'une sirène, la magie parfumée m'a attirée, irrésistible à ignorer.

« Ils » disent aussi que quand vous êtes au bon endroit, l'information circule et le hasard sourit. Eh bien, le hasard était extrêmement heureux de me voir venir à sa fête et pendant trois mois, j'ai eu l'inspiration, la sagesse et les données sur les roses qui se sont précipitées sur moi comme un raz-de-marée prêt à se déferler.

La question est cependant... par où commencer ? Quel est l'aspect le plus important de la rose ? Est-ce que ce sont les essais en laboratoire qui confirment son pouvoir ? Peut-être. Mais comment peut-on comprendre pleinement son alchimie si l'on ne considère pas aussi la magie du féminin divin de la rose ?

À quels endroits le parfum de la rose sent-il le plus fort ? Flottant des voiles de la péniche dorée de Cléopâtre, ou dans les chambres d'hommes se réjouissant de voir leur sexualité leur être rendue ? Est-il caché derrière un écran d'hôpital où les nouvelles mamans qui allaitent sont aidées à tisser des liens avec leur enfant ou dans des dortoirs d'étudiants où les filles apprennent à mieux gérer leurs douleurs menstruelles ? Peut-être qu'il persiste encore dans ces premières distilleries orientales, ou peut-être dans les champs de roses bulgares à l'aube, où les cueilleurs se précipitent pour cueillir des fleurs avant que le soleil du matin n'ait la chance de voler le précieux parfum.

Venez avec moi, et je vous montrerai
Je vais vous montrer comment vivre heureuse pour le reste de votre vie.

Juste pour quelques heures, échappons à nos vies banales. Laissons de côté notre vision fatiguée, entachée de tristesse et de chagrin d'amour, et regardons la vie à travers des lunettes roses. Nous volerons sur les collines des fleurs roses souriant sous le ciel rose de l'aube Plongeons-nous dans les secrets du parfum des Romains et les mystérieux médicaments de la Grèce.

Émerveillez-vous devant le spectacle de la première rencontre de Marc Antoine avec sa reine et partagez sa joie alors quand sa magie commence à s'installer.

Regardez par-dessus les épaules des chercheurs de laboratoire modernes, des conseillers en toxicomanie et des médecins. Lisez leurs recherches avec joie. Écoutez et vous entendrez un murmure primordial résonner dans les couloirs universitaires du monde entier : « Ne vous l'avons-nous pas dit ? ... » ce qui semble être le soupir de la déesse.

Mythes et mystères, magie et médecine... avec la rose, tous les quatre sont essentiellement les mêmes ; et quand, à la fin de votre voyage dans la machine à remonter le temps à travers cinq-mille ans, vous mettez de côté ces spécifications de couleur rose, je soupçonne que vous pouvez sentir comme moi ...ce bonheur éternel qui se trouve dans les pétales des roses.

CHAPITRE UN

La Rose de l'Antiquité

Il me semble étrangement contradictoire que l'histoire de la rose puisse remonter à si longtemps alors que sa *floraison* est si éphémère et fugace. Son beau parfum et ses propriétés extraordinaires ont une grâce intemporelle qui a *toujours* garanti son statut de superstar des fleurs. Il existe des preuves fossilisées de roses sauvages poussant il y a 60 à 70 millions d'années, toujours au nord de l'équateur, même jusqu'en Norvège et en Alaska, mais nous devons attendre plusieurs millions d'années avant de voir comment elle est devenue une partie du symbolisme, de la médecine et de la romance pour lesquels nous la connaissons aujourd'hui.

Peut-être que son lien le plus célèbre est avec Cléopâtre, mais en réalité, son utilisation remonte à près de trois-mille ans avant cela dans ses associations avec la déesse sumérienne ***Innana***. Elle était la déesse suprême du panthéon sumérien et la plus aimée de toutes les divinités, déesse de la procréation, de l'amour et de la guerre. On pense que l'apogée de son pouvoir a été aux environs de 2900 av. J.-C. Le temple d'Innana était à Uruk, non loin de la rive de l'Euphrate dans l'Irak moderne. Le premier symbole que nous voyons la représenter est un ensemble des roseaux attachés avec des banderoles, mais plus tard, à la période sargonique (2700-2350 av. J.-C.), nous la voyons presque toujours représentée par une étoile à huit branches ou une image primitive d'une rose.

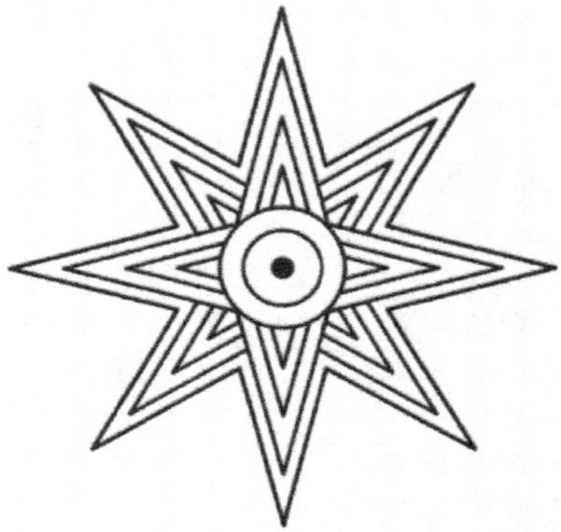

Bien qu'Innana n'ait pas été une déesse mère, elle partage de nombreux liens avec d'autres déesses de la nature qui allaient surgir dans son sillage dans les siècles à venir, notamment en termes de symbolisme des roses avec Ishtar, Aphrodite, Vénus et Isis.

Un sceau de porte datant d'environ 3300 av. J.-C. a été retrouvé en Mésopotamie du Nord représentant deux scorpions gardant la rosette d'Innana qui, ici, ressemble beaucoup à une étoile à huit branches. Il était probablement destiné à protéger une porte d'une pièce pleine d'offrandes pour la déesse. C'est la première représentation en image que nous ayons de la fleur.

Les premières références écrites sur des roses *qui poussent* réellement se trouvent dans un extraordinaire parcours archéologique datant du 7e siècle av. J.-C. La Bibliothèque royale d'Assurbanipal à Ninive (encore une fois dans l'Irak moderne) porte le nom du roi Assurbanipal qui était le dernier grand souverain de l'empire néo-assyrien. Malheureusement, il reste très peu de tablettes d'argile, mais les mots « amurdinnu » ou « murdimu » sont discernables et ont été traduits par *Bramble Rose (Rosier à feuilles de Ronce)* ou *Rose sauvage.*

Il semble donc probable que la rose ait commencé sa « carrière » en Perse, ensuite, qu'elle ait trouvé son chemin jusqu'en Grèce, puis, grâce au commerce romain, a commencé à émerger en Égypte vers le 6 ou 7e siècle av. J.-C. L'éminent mythologue américain Joseph Campbell (lui, qui est à l'origine du mantra : « Suivez votre bonheur »), parle de la façon dont il existe des parallèles très forts entre les mythes d'Inanna, d'Ishtar et d'Isis, en effet, lorsque le temple d'Uruk a été fouillé en 1849, il y avait des signes que le temple avait ensuite été dédié à la déesse Ishtar.

- Chacun des époux d'Innana, Isis, Vénus et Aphrodite est associé aux **cycles de végétation**.
- Toutes étaient surnommées **Souveraines du Ciel**.
- Chacune représentait le **cycle de l'amour, de la perte, de la mort et de la restauration éventuelle.**

- Dans chaque panthéon, nous voyons **la Reine du Ciel alignée avec la rose.**

Il semble à peu près certain que, comme le culte du divin féminin a voyagé à travers le temps, à travers la distance et à travers les nations, l'importance de la rose a voyagé avec elle.

Les fouilles de Brexiza, dans l'Attique au sud de la Grèce, devaient attester de l'importance de la façon dont Isis, épouse d'Osiris, Dieu du monde de l'au-delà, allait prendre le pouvoir dans toute la Grèce. Des travaux sont toujours en cours pour préserver le temple d'Isis, aujourd'hui, où d'énormes statues de la déesse ont été trouvées. Depuis la découverte originale de deux statues de marbre en 1967, il y en a eu d'autres de sphinx et d'une statue frappante d'Isis et là, elle tenait, bien sûr, une *rose* dans chacune de ses mains.

Certes, à l'apogée de la domination égyptienne antique, la rose avait une représentation très claire :

- La pleine floraison représentait la vie.
- Les fleurs fanées signifiaient la mort.

Ce symbolisme était important lors du dépôt des morts dans leurs tombes. La rose, bien sûr, était devenue le synonyme d'Isis et des « couronnes de justification » qui ont été faites pour les morts justes comme un signe que le défunt était passé avec succès dans le hall du jugement appartenant à son époux, Osiris. Des représentations de roses se trouvent sur les murs de la tombe de Thoutmôsis VI (14e av. J.-C). En 1888, Mr. Flinders Petrie a découvert des guirlandes d'une couronne funéraire alors qu'il fouillait des tombes en Haute-Égypte. Plus tard identifiés comme *Rosa x richardii*, ou comme on le sait maintenant sous le nom de *Rosier floribunda (St. John's Rose)*, les pétales desséchés avaient conservé leur teinte rosâtre. Lorsqu'ils sont trempés dans l'eau, ils sont revenus à un état proche de la vie.

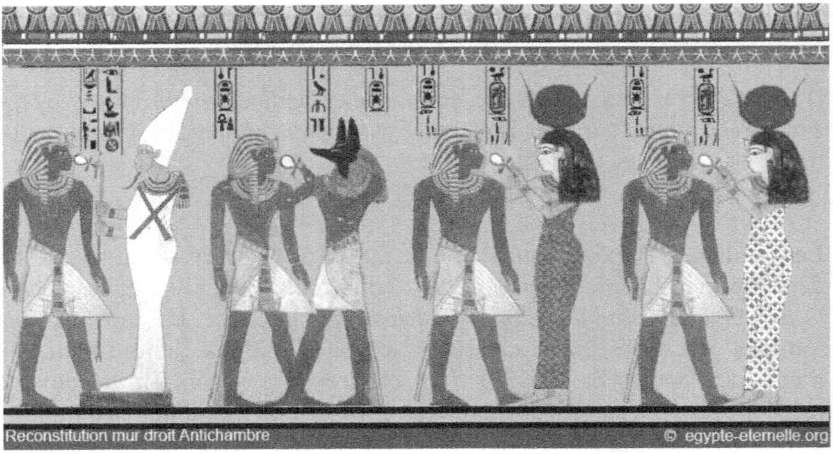

https://egypte-eternelle.org/index.php?option=com_content&view=article&id=73&Itemid=514&lang=fr

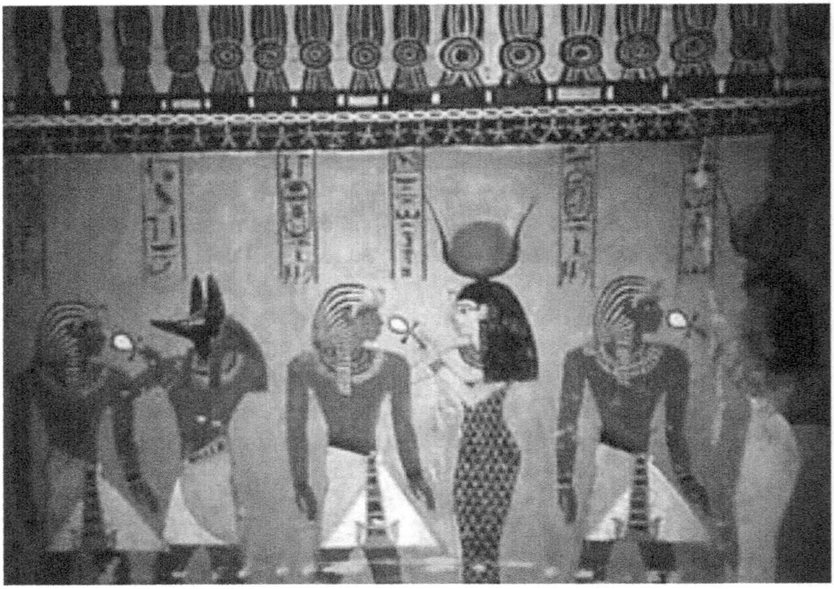

http://nefernathy.e-monsite.com/pages/content/tombe-de-thoutmosis-iv.html

Un document fascinant se trouve au musée Ashmolean à Oxford, en Angleterre. **L'Oxyrhynchus Papyri LII 3694** a été trouvé lorsque deux jeunes boursiers du Queen's College d'Oxford ont commencé, à contrecœur, à fouiller ce qui était, à toutes fins utiles, une décharge juste à l'extérieur de la ville d'Oxyrhynque, à environ 160 km au sud-ouest du Caire. Leur curiosité a été très rapidement attisée lorsqu'ils ont découvert que les conditions arides avaient préservé ce qui devait être un aperçu extraordinaire de la vie dans la région, des milliers d'années auparavant : des centaines de papyrus qui avaient été écrits des deux côtés pour économiser de l'argent. Toutes sortes de données anciennes avaient été jetées et abandonnées ici : des reçus, des lettres, des listes de courses, des registres d'affaires, des textes médicaux pour n'en nommer que quelques-uns. C'est dans cette ancienne archive que l'on trouve une référence à la Fête hellénique - Isis des Roses, ***la Rhodophorie. Le papyrus se lit comme suit :***

« Invitation à strategus

À Aurelius Harpocration, strategus.

Des habitants et notables du village de Serpis

Le grand dieu Ammon, qui t'aime, t'invite le 16du de ce mois[1], *à l'occasion d'une fête et d'une rhodophorie*[2].

Jusqu'à présent, on ne sait pas exactement ce qui s'est passé lors de cet évènement, à part le fait de porter réellement des roses pour célébrer Isis ! Certaines sources suggèrent qu'il pourrait s'agir d'un nom alternatif pour la célébration du printemps : la Rosalia. Cela avait commencé comme un festival pour honorer les morts en plaçant des fleurs sur les lieux de sépulture, puis au fil du temps s'était développé en un moyen d'honorer les héros militaires en déposant des couronnes sur des statues et des monuments.

Les fleurs choisies pour la Rosalia étaient synonymes du cycle de la vie : naissance, vie, renaissance de la mort et ces fleurs encadraient la saison de Rosalia. Traditionnellement à partir de mai, les célébrations étaient répandues jusqu'en juillet, les violettes marquant la première fleur du printemps et les roses, les dernières à fleurir en été. Les couleurs des roses

---

1 *Le nom du mois en anglais : of the present month, phæmonth..."*

2 *Rhod / Rhodo vient du mot grec rhodon qui signifie rose. Phore / Phorus / Pherein – Porter / Porter / le porteur.*

et des violettes semblaient faire écho à la couleur du sang qui avait été versé et étaient utilisées comme un moyen pour contenter et apaiser leurs divinités.

La relation que les Égyptiens avaient avec les senteurs est très différente de la nôtre aujourd'hui et il est important de connaitre cet aspect pour pouvoir comprendre à quel point la rose allait devenir puissante.

Les anciens Égyptiens croyaient que de beaux parfums émanaient de leurs divinités et donc, quand ils inhalaient un parfum, comme le kyphi, leur encens du temple, ils entraient en communication avec un certain dieu. La rose était la fleur, dégageant un parfum, d'Isis et les recettes de kyphi qui incluent la rose auraient été appliquées pour l'invocation de la déesse. Cette association avec le parfum a été utilisée très puissamment dans l'un de nos contes les plus célèbres d'Égypte.

Lorsque Cléopâtre VII résolut de restaurer la grandeur de la dynastie ptoléméenne, elle entreprit de faire une pièce stratégique pour Marc Antoine. Ce devait être l'une des séductions les plus dramatiques que l'histoire ait jamais vues. Hollywood voudrait nous faire croire qu'elle l'a poursuivi par amour, mais il est probable que cela ait joué très peu de rôles dans cette affaire. Le sexe était en tête de l'ordre du jour, mais l'enjeu était bien plus important que le plaisir... elle exécutait un jeu de pouvoir très délibéré et spectaculaire qui était vital pour son plan. C'était une époque de l'histoire où le sexe a scellé les alliances politiques de premier ordre.

Au sommet de sa puissance en 46 av. J.-C., l'Égypte aurait dû tout avoir : des richesses minérales et une capacité agricole pour cultiver des céréales, mais le pays souffrait de famine et de difficultés. Tout comme Cléopâtre avait accédé à son trône par César (et *son père* avait également obtenu son trône grâce à l'aide romaine), elle était impatiente de s'appuyer sur sa position de carrière romaine et de restaurer la dynastie ptoléméenne à la grandeur dont elle avait autrefois joui. Il est important de rappeler que Cléopâtre était *grecque*, pas égyptienne, mais néanmoins elle avait réussi à gagner le cœur de son pays en faisant appel à ses électeurs nationaux en apprenant à parler égyptien et en adoptant leurs pratiques culturelles, notamment leur ferveur religieuse pour Isis.

Cléopâtre avait de l'amour dévoué de son peuple.

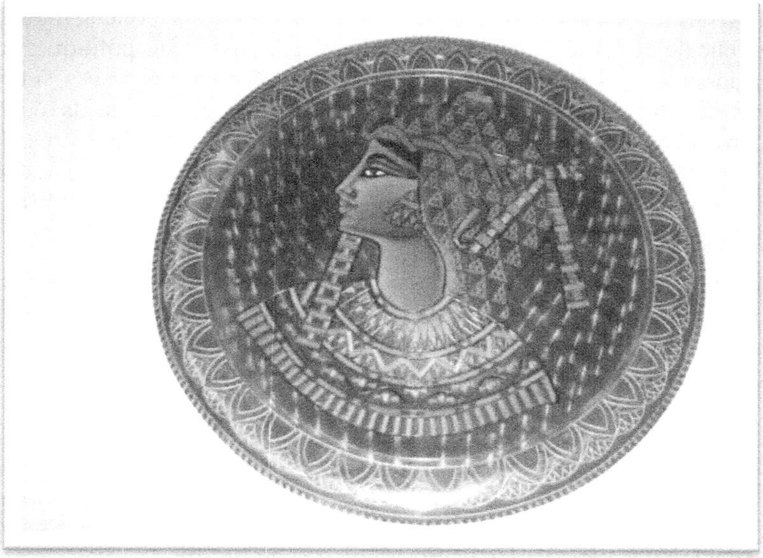

Dans son livre « **Cléopâtre la Grande, la femme derrière la légende**[3] » le professeur Joann Fletcher décrit la grande reine comme suit : « *Très interprète, mettant en scène des évènements spectaculaires pour souligner une divinité qu'elle avait depuis sa naissance, Cléopâtre s'est littéralement transformée en déesse pour chaque occasion. Adaptant son image pour plaire au public national et étranger, elle est apparue comme Vénus au cœur de Rome, a traversé la Méditerranée en tant qu'Aphrodite et a restauré l'ancien empire égyptien sous le nom d'Isis, après avoir absorbé tous les attributs du féminin divin.* "

Lorsqu'elle a rencontré Marc Antoine pour la première fois à Tarse, en 41 av. J.-C., le courtiser était un jeu de pouvoir politique pour assurer son succès en tant que pharaon de carrière. Des rumeurs ont été envoyées à travers les royaumes et des chuchotements ont fredonné avec enthousiasme sur la façon dont Vénus devait dîner avec Bacchus, ce qui était la façon dont Marc Antoine avait commencé à se référer à lui-même.

Cléopâtre a tout mis en œuvre. Un jeu délicat de diplomatie a commencé, avec des concessions aux proportions incommensurables. Cléopâtre a fourni à Marc Antoine des fonds pour sa campagne (ce qui aurait été un immense pari étant donné la situation déjà précaire de l'Égypte) et en

3 *Disponible en anglais sous le titre : « Cleopatra the Great: The Woman Behind the Legend »*

retour, elle a demandé la tête de sa sœur Arsinoé, la prétendante à la couronne de Ptolémée. Les transactions sexuelles à des fins politiques sont bien documentées pour l'époque et bien que Cléopâtre et Marc Antoine soient devenus amants à Tarse, il y a peu de preuves qu'ils étaient amoureux. Ni les statues de l'époque ni la monnaie de Cléopâtre ne la montrent comme la beauté envoûtante dont nous entendons parler dans la légende, mais je pense qu'il aurait néanmoins été extrêmement difficile d'ignorer les ruses de la grande reine.

Plutarque, un historien du premier siècle, a décrit leur première rencontre dans ses écrits sur la vie de Marc Antoine. Nous entendons comment son extraordinaire bateau agitait des huiles parfumées de ses voiles, pour rapprocher les spectateurs de la déesse. Il raconte :

« Elle avait foi en ses propres attirances, qui, l'ayant autrefois recommandée à César et au jeune Pompée, elle ne doutait pas qu'elle pourrait s'avérer encore plus réussie avec Antoine. Ils la connaissaient quand elle était jeune et ignorante du monde, mais elle devait rencontrer Antoine à l'époque de la vie où la beauté des femmes est la plus splendide et où leur intellect est en pleine maturité. Elle a fait de grands préparatifs pour son voyage, de l'argent, des cadeaux et des ornements de valeur, comme si riche qu'un royaume pourrait se permettre, mais elle a apporté avec elle ses espoirs les plus sûrs dans ses propres arts magiques et charmes.

... elle remonta la rivière Cydnus dans une barge avec une poupe dorée et des voiles de pourpre déployées, tandis que des rames d'argent battaient le temps au son des flûtes, des fifres et des harpes. Elle-même gisait tout le long, sous un auvent de tissu d'or, habillée comme Vénus dans un tableau, et de beaux jeunes garçons, comme des Cupidons peints, se tenaient de chaque côté pour l'éventrer. Ses servantes étaient habillées comme des nymphes de mer et des grâces, certaines volant au gouvernail, d'autres travaillant aux cordes.

... les parfums se diffusaient du navire au rivage, qui était couvert de multitudes, une partie suivant la galère remontant la rivière sur chaque rive, une partie sortant de la ville pour voir la vue. La place du marché fut assez vide, et Antoine fut enfin laissé seul assis sur le tribunal ; tandis que la parole traversait toute la multitude, que Vénus était venue se régaler avec Bacchus pour le bien commun de l'Asie.

À son arrivée, Antoine envoya pour l'inviter à souper. Elle pensait qu'il serait plus apte qu'il vienne à elle ; alors, prêt à montrer sa bonne humeur et sa courtoisie, il obtempéra et partit. Il trouva les préparatifs pour le recevoir magnifiques, au-delà de l'expression, mais rien de plus admirable que le grand nombre de lumières ; car, tout à coup, il y eut un si grand nombre de branches avec des lumières si ingénieusement disposées, certaines en carrés, et d'autres en cercles, que tout cela fut un spectacle qui a rarement été égalé par sa beauté. »

Bien que nous n'ayons aucune documentation pour confirmer exactement quels étaient les parfums qui flottaient des voiles, les opinions communes semblent s'accorder sur le fait qu'il s'agissait probablement d'huiles de rose et de néroli. Certainement plus tard dans leur visite, la rose devient l'une des Vedettes du plus grand spectacle de l'histoire.

Le passage suivant est tiré d'une traduction de *Deipnosophistae par Athénée* qui date du IIIe siècle de notre ère.

« Socrate de Rhodes, dans le troisième livre de la guerre civile, décrit le banquet donné par Cléopâtre, la dernière reine d'Égypte, qui a épousé le général romain, Antoine, en Cilicie. Ses paroles sont : « Rencontrant Antoine en Cilicie, Cléopâtre organisa en son honneur un symposium royal, au cours duquel le service était entièrement en or et en bijoux fabriqués avec un art exquis ; même les murs, dit Socrate, étaient suspendus avec des tapisseries faites de fils violets et d'or. Et après avoir répandu douze tricliniums[4], Cléopâtre invita Antoine et ses amis choisis. Il était submergé par la richesse de l'affichage ; mais elle sourit tranquillement et dit que toutes ces choses étaient un cadeau pour lui ; elle l'invita aussi à venir dîner avec elle le lendemain, avec ses amis et ses officiers. À cette occasion, elle organisa de loin un symposium encore plus somptueux, de sorte qu'elle fit paraître dérisoires les navires qui avaient été utilisés à la première occasion ; et une fois de plus, elle les lui présenta aussi. Quant aux officiers, chacun était autorisé à enlever le canapé sur lequel il s'était allongé ; même les buffets, ainsi que les étalages pour les canapés, ont été divisés entre eux. Et quand ils sont partis, elle a fourni des portées pour les invités de haut rang, avec des porteurs, tandis que pour le plus grand nombre, elle a fourni des chevaux gaiment caparaçonnés avec un harnais plaqué argent, et pour tout ce qu'elle a envoyé avec des esclaves éthiopiens pour porter les torches. Le quatrième jour, elle distribua des honoraires, équivalant à un talent, pour l'achat de roses, et les planchers des salles à manger en étaient jonchés jusqu'à la profondeur d'une coudée, dans des festons en filet réparti sur tout. »

---

[4] *Salle de réception*

Et les mesures alors :

- Quelle était la taille d'une coudée ? Eh bien, cela dépendait de la longueur de votre bras, entre 43 et 53 cm.
- Et combien était un talent ? Des sources suggèrent qu'un ***talent*** pesait généralement environ 33 kg et pouvait varier de 20 à 40 kg. Actuellement, le ***prix*** international de l'or est d'environ 600 $ US l'once troy[5], de sorte qu'un gramme **coûte** environ 20 $. À ce prix, un **talent** (33 kg) vaudrait environ 660 000 $.
  Ils étaient donc un pied et demi profond dans des roses coûtant bien plus d'un demi-million de dollars ! J'aurais été impressionnée, n'est-ce pas ?

Et pour l'huile ?

Cela vaut la peine de prendre un peu de recul ici, car il est très facile de se laisser emporter et d'imaginer que la reine s'est trempée dans l'huile de rose que nous reconnaissons aujourd'hui. Mais historiquement, cela ne peut pas être le cas. La distillation n'avait pas encore été découverte et ne le serait pas avant au moins neuf-cents ans. Pour la plupart, l'huile de rose des anciens Égyptiens était un produit que nous connaissons sous le nom ***de Rhodhion.***

La section suivante est tirée du livre de Lise Manniche, *Luxes sacrés : Parfums, aromathérapie et cosmétiques de l'Égypte ancienne*[6].

<u>Rhodhion (Dioscoride)</u>

- 9,220 kg d'huile
- 1000 pétales de rose
- Gras de chameau
- 2,494 kg d'aspalathos (drapeau doux)
- Miel
- Sel
- Orcanette

« Écraser l'herbe de chameau, macérer avec de l'eau, la faire bouillir de haut en bas » et la filtrer dans l'huile. Jetez les pétales de rose « non mouillés » (c'est-à-dire exempts de rosée) et, avec vos mains, oints de miel,

---

[5] *L'once troy est une unité de mesure de masse pour les métaux précieux. Une once troy équivaut exactement à 31,103 476 8 grammes.*

[6] *Disponible en anglais : Sacred Luxuries: Fragrance, Aromatherapy and Cosmetics in Ancient Egypt*

remuez-les « de haut en bas » en les pressant doucement de temps en temps. Laissez-les passer la nuit, puis pressez-les. Jetez les roses filtrées dans le récipient de Labelle, versez 3,772 kg d'huile épaissie sur elles. Filtrer à nouveau. Versez plus d'huile sur les roses et filtrez à nouveau. Ce sera votre deuxième huile. Vous pouvez répéter cela une troisième et une quatrième fois (pour faire une troisième et une quatrième huile), mais vous oindrez le récipient avec du miel à chaque fois. Si vous voulez faire une deuxième transfusion (de chacune de ces quatre huiles), continuez avec des roses fraîches sans rosée jusqu'à sept fois, mais pas plus loin. Oignez toujours vos mains et le récipient avec du miel, remuez de haut en bas et assurez-vous qu'il ne reste plus de jus avec l'huile, sinon cela la corrompra.

Elle cite également une prescription très sage tirée d'un texte copte d'un traitement de l'anus à la rose :

« *Vitriol de cuivre ; feuilles d'oignon, euphorbe rôtie, feuilles de guimauve. Pilonnez-le avec de l'huile de rose* ». Ensuite, le médecin astucieux et clairement expérimenté suggère que ce traitement soit appliqué à l'aide d'une plume d'ibis, puis commente sèchement « Mais réclamez d'abord vos honoraires ! ». Plus tard, Lise Manniche cite la suggestion de Pliny : la chicorée utilisée avec de l'huile de rose et du vinaigre est le traitement conseillé pour soulager un mal de tête. Les testicules malades ont également reçu une action des roses, selon un autre papyrus copte : « *Prenez le trèfle jaune doux, la rose et la couronne de la mariée. Ceux-ci doivent être moulus ensemble et bus avec du vin* ». L'auteur déclare alors solennellement « Avec l'aide de Dieu, il se rétablira ».

Théophraste, philosophe grec et successeur d'Aristote, a vécu entre 371 et 287 av. J.-C. et a écrit un certain nombre de traités sur les plantes. Un ouvrage en particulier, « **Concernant les odeurs** » est particulièrement éclairant sur la façon dont les plantes ont été utilisées pendant cette période. Puisque la traduction n'est plus protégée par le droit d'auteur, je peux être généreuse en partageant l'esprit et l'intellect de Théophraste.

La traduction de ce travail de littérature extraordinaire est facile même pour les non-initiés, ils sentiront que l'Égypte et la Grèce prennent vie. Je ne vois qu'un seul problème qui pourrait vous causer de *réelles difficultés* et c'est la mention de *kypros*[7], une référence qui apparaît à maintes reprises

[7] *Kypros est le chypre ou cypre est une base de parfum dont l'une des composantes traditionnelles était extraite d'un lichen qui pousse sur le chêne (Evernia prunastri), nommée « mousse de chêne ». https://fr.wikipedia.org/wiki/Chypre_(parfumerie)*

dans les écrits de Théophraste. Dans son livre, « *La répartition géographique des animaux et des plantes Vol 2, C*[8] », Pickering suggère que la *kypros* pourrait faire référence au henné. Il décrit comment Pline et Dioscorde discutent de l'utilisation d'une plante « dont les feuilles meurtries rougissent les cheveux », cet argument a plus de poids depuis les découvertes de momies avec leurs ongles au henné. Aussi *Megaleion* est souvent mentionné, il s'agit d'un parfum d'origine grecque à base de cannelle, de myrrhe et d'encens carbonisé.

- *« L'huile de sésame reçoit cependant mieux le parfum de rose que les autres huiles en raison de sa qualité visqueuse ; et, lorsqu'il est soumis au feu, il dégage une odeur de sésame, comme s'il était en train de se désintégrer.*
- *Une quantité de sel est mise dans le parfum de rose : ce traitement est propre à ce parfum, et implique beaucoup de déchets, vingt-trois gallons de sel étant mis à huit gallons et demi du parfum.*

Les parfums sont composés à partir de diverses parties de la plante, les feuilles de fleurs, les brindilles, la racine du bois, les fruits et la gomme : et dans la plupart des cas, le parfum est fabriqué à partir d'un mélange de plusieurs parties. Les parfums de rose et de giroflées[9] *(sont fabriqués à partir des fleurs :*

Certains parfums sont incolores, d'autres ont une couleur. Ils donnent une couleur au parfum doux de marjolaine, au parfum de rose et au Megaleion[10]*, tandis que parmi les types coûteux, l'égyptien, le parfum de coing et le kypros sont incolores, ainsi que tous les types moins chers. La raison pour laquelle ceux-ci sont fabriqués sans couleur est qu'il est souhaitable que l'égyptien et le kypros aient l'air blancs et que le parfum de coing ait la couleur des coings, alors qu'il ne vaut pas la peine d'ajouter de la couleur aux types moins chers. Le colorant utilisé pour colorer les parfums rouges est l'Orcanette*[11]*; le doux parfum de marjolaine est teint*

---

8 *The Geographical Distribution of Animals and Plants Vol 2, C*

9 *Giroflée, Gilliflоweren en angalis : Gillyflower , également orthographié gilliflower , l'une des nombreuses plantes à fleurs parfumées, en particulier l' oeillet , ou le clou de girofle (Dianthus caryophyllus), la souche (Matthiola incana) et la giroflée (Cheiranthus cheiri). https://www.britannica.com/plant/gillyflower*

10 *Megaleion est un un parfum d'origine grecque à base de cannelle, de myrrhe et d'encens carbonisé, nommé soit pour son inventeur, Megalus, soit pour une ville près de Syracuse, Megale, et son nom signifie grand.*

11 *La poudre d'Orcanette (Alkanet root) est utilisée comme agent de coloration pour les savons, baumes à lèvres et pour donner de beaux reflets aux cheveux.*

avec la substance appelée khroma (colorant), qui est une racine importée de Syrie.

Utilisations médicinales du parfum de rose :

Megaleion[12] *est censé soulager l'inflammation causée par toute blessure, et le parfum de rose est excellent pour les oreilles, et c'est assez probable, car le premier est composé -comme on l'a dit- de résine brûlée cassia cannelle et myrrhe, et tous ont des propriétés astringentes et desséchantes: alors que la raison pour laquelle le parfum de rose est bon pour les oreilles est que le sel est utilisé dans la fabrication de celui-ci : car c'est à cause du sel qu'il sèche et réchauffe (c'est pourquoi l'écume de mer est également bonne pour les oreilles).*

Propriétés de certains parfums :

Les plus légers sont le parfum de rose et le kypros, qui semblent être les mieux adaptés aux hommes, tout comme le parfum de lys. Les meilleurs pour les femmes sont l'huile de myrrhe, le Megaleion, l'égyptien, la marjolaine douce et le nard : car ceux-ci, en raison de leur force et de leur caractère substantiel, ne s'évaporent pas facilement et ne se dispersent pas facilement, et un parfum durable est ce dont les femmes ont besoin.

Si l'on tient compte des vertus des parfums en question, on peut s'étonner de ce qui se passe dans le cas du parfum de rose : bien qu'il soit plus léger et moins puissant que tout autre parfum, si l'un a d'abord été parfumé avec lui, il détruit l'odeur des autres, et c'est pourquoi, si un acheteur hésite et n'est pas enclin à acheter ce parfum, les parfumeurs le parfument avec celui de rose afin qu'il ne puisse pas sentir les autres. L'explication est que, étant très délicat et acceptable pour le sens de l'odorat, et en raison de sa légèreté, il pénètre comme aucun autre ne peut et remplit les passages du sens, de sorte qu'étant entièrement pris et rempli de lui, il est incapable de juger des autres.

On pense également que la rose affaiblit même l'effet du parfum composé ; car, lorsque la fleur est à son meilleur, les parfumeurs traitent les parfums composés avec elle ; et, quand ceux-ci viennent à être ouverts, ils ne sentent que ou principalement la rose. Cependant, cet effet n'est que temporaire et transitoire en raison de la faiblesse et de la délicatesse du parfum de rose (la qualité même qui le fait aussi s'affirmer sur le parfum des autres ingrédients). Comme il est si délicat et comprimé par

---

12 *Parfum Ambre*

confinement, il expire avant les autres et se disperse dans toutes les directions. C'est aussi pour cette raison que le parfum de rose ne s'affirme que pendant une courte période et est ensuite à nouveau dominé ; car tout ce qui est délicat et subtil doit manquer de vigueur.

La raison en est évidente au vu de ce qui a déjà été dit, étant donné que ce parfum domine les autres et pénètre partout. Car les autres parfums capiteux sont lourds parce qu'ils sont faits de substances lourdes, qu'il s'agisse de racines ou de jus. Cependant, le parfum de rose est à la fois léger et bien adapté par sa chaleur pour les amener à une température appropriée et pour ouvrir le passage aux autres parfums capiteux.

Ainsi, la chaleur est utile, à la fois pour éliminer l'humidité ou l'air et, plus encore, pour augmenter la température des passages et les ouvrir : et à ces fins, il est utile que le parfum ait été préparé avec du sel, car l'effet du sel est d'ouvrir les passages et de les réchauffer à fond. Encore une fois, le parfum stimule également le mouvement.
Ce parfum est également considéré comme bon contre la lassitude, car sa chaleur et sa légèreté le rendent approprié, et aussi parce qu'il pénètre dans les passages intérieurs. Certains disent cependant que le kypros (Chypre) est tout aussi efficace, car c'est un parfum délicat qui est reconnaissant à (bon pour) la peau. Ces propriétés et d'autres qui sont similaires peuvent être considérées comme propres à ces parfums particuliers. »

Au fil du temps, le culte d'Isis devient de plus en plus une partie de la culture grecque, et le respect de la rose aussi. Aphrodite et la Romaine Vénus commencent également à porter le manteau de la rose. Bientôt, nous commençons aussi à voir la naissance d'une toute nouvelle religion, celle du christianisme. Dès lors, le symbolisme de la rose commence à changer et à prendre une toute nouvelle inclinaison innocente alors que l'église commence à s'approprier la fleur.

Je pense qu'il est nécessaire de faire remarquer que la rose n'apparaît pas dans la Bible. Il y a une référence à La Rose de Sharon, mais des recherches plus récentes ont montré qu'il s'agissait très probablement d'une erreur étiologique dans la traduction. De nos jours, il est largement admis que La Rose de Sharon était *Narcissus minuta*, une minuscule jonquille. Aussi Rose de Jéricho apparaît et encore... pas un membre de la famille des roses, mais une plante de résurrection *Anastatica hierochuntica* qui se ravive après des années de sècheresse en recevant un verre d'eau. Un spécimen des plus désagréable à regarder et très loin d'être une rose ! Notez cependant le lien entre une plante qui ressuscite et le nom d'une rose[13]... encore une fois, nous voyons toujours la même connexion de renaissance avec la rose.

Les Romains étaient passionnés par leur adoration des roses, mais les cultivaient principalement au Moyen-Orient. Retenons qu'à la chute de l'Empire romain en 476 apr. J.-C, il n'y avait pas moins de 2000 roseraies publiques. Cléopâtre connaissait très certainement bien son public cible, car pour un Romain, une rose était quelque chose de très spécial, leur amour de la fleur frôlant l'obsession. Les roses étaient dispersées lors de cérémonies publiques et de banquets. Des fontaines des empereurs jaillissaient des gallons d'eau de rose et les bains publics en étaient remplis. Les auvents des amphithéâtres étaient imprégnés d'huile de rose de sorte que le soleil dégageait un parfum divin alors qu'ils étaient mis en silence. La légende raconte que l'empereur Néron était si amoureux de la rose qu'il fit installer des tuyaux en argent sous les assiettes à la table de banquet de son orgie romaine, la Bachurnalia, l'eau de rose les a arrosées alors qu'ils se détendaient entre les mets. Une fresque de roses célestes a été peinte sur le plafond au-dessus d'eux, et des pétales sont descendus en cascade sur ses invités. Une fois, tant de pétales sont tombés, dit-on, lors d'un dîner qu'un des invités en été mort, étouffé par erreur ! Des oreillers en ont été rembourrés, de beaux onguents ont été concoctés, des vaporisateurs composés et de délicieuses crèmes pâtissières ont tous été préparés avec des pétales.

Il est probable que cette obsession pour la fleur soit la raison des références ultérieures à la Vierge (et parfois au Christ Enfant) sous le nom de La Rose. Les disciples romains du Christ, à l'époque, étaient bien connus pour prendre des versions des religions égyptienne et grecque et les intégrer dans les pratiques de l'église (le dimanche comme le sabbat était pour la commodité des adorateurs du dieu soleil Ra). Prendre la rose comme symbole de la vierge était un moyen facile pour effacer Isis, Aphrodite et Vénus des voies païennes. Dans l'Église, la doctrine était la suivante : « Tu n'adoreras personne d'autre Dieu que moi ». L'époque du culte polythéiste était révolue, les déesses sont oubliées avec facilité, mais la rose... eh bien, il semblait *qu'elle* devait rester.

De toute évidence, elle avait déjà été l'incarnation de la procréation d'une liaison sexuelle délicieuse et voluptueuse, mais au fil du temps, elle allait

---

[13] *Rose et résurrection*

devenir une nuance beaucoup plus pâle d'elle-même. Une rose blanche remplaçant souvent le rouge.

Je pense qu'il est intéressant de regarder comment la rose est représentée dans le christianisme primitif à cette époque aussi. Aux yeux de l'église puritaine primitive, la fleur, et ses associations avec des rituels païens, est naturellement devenue associée à des orgies et à la luxure salace. En 202, l'un des principaux auteurs chrétiens a écrit un énorme ouvrage bannissant les roses et interdisant aux gens de les faire pousser, ou de les avoir dans leurs maisons. Je me demande donc si nous pouvons supposer que les nombreuses roseraies romaines que nous connaissons appartenaient à des non-chrétiens de l'époque. Il serait intéressant de le savoir.

Au cours des années suivantes, il est devenu clair que pour renforcer l'attractivité de l'Église, elle devrait absorber une partie de la doctrine païenne ; progressivement les roses sont devenues une partie de leur théologie.

Il n'est pas rare dans les hymnes et les oratorios que la Vierge Marie soit appelée « Rosa Mystica » ou « la Rose sans épines ».

Après la chute de Rome, l'Europe a lutté contre diverses batailles et guerres et il est devenu pratiquement impossible d'entretenir leurs roseraies formelles bien-aimées de la même manière. Cette mode structurée de jardins a décliné puis s'est effacée de l'histoire.

Nous devons remercier réellement les moines d'avoir préservé la médecine végétale pendant cette période. Potentiellement, la seule chose qui a sauvé les roses de l'anéantissement était le fait qu'il était obligatoire que les monastères n'aient qu'une seule plante de rose pour qu'un érudit choisi puisse étudier ses propriétés médicinales.

Les militaires qui étaient en croisades sont revenus en Europe au 12e siècle et se régalaient avec des histoires de roses merveilleuses qu'ils avaient trouvées au Moyen-Orient. Bien sûr, ils ont apporté des échantillons de plantes et ont ressuscité l'amour profond de l'Europe pour les jardins.

À partir de là, nous devons retourner dans notre machine à temps parfumée à la rose afin de remplir certains passages blancs qui avaient surgi dans différentes parties du monde.

Alors que l'Europe entrait dans l'âge des ténèbres et que la rose subissait son déclin, les Arabes s'affairaient en effet à inventer toutes sortes de processus et d'équipements, notamment ceux que nous connaissons aujourd'hui sous le nom de distillation.

CHAPITRE DEUX

Le Don de Rose de la Médicine Unani

Il est imprécis d'où provient l'huile essentielle de rose originale, telle que nous la connaissons aujourd'hui. Nous avons des preuves que *l'eau* de rose est distillée dès le 9e siècle. Il semble assez probable que l'huile essentielle en ait été un chanceux accident résultant. Deux cultures en revendiquent le droit de la création.

Abu Yusuf Yakub Ishak Al Kindi était un philosophe arabe du 9e siècle, né et éduqué dans ce que nous appellerions l'actuelle Bassora en Irak. Étudiant à Bagdad, il se familiarise avec les écrits d'Aristote. Souvent appelé le philosophe des Arabes, il est reconnu comme le plus ancien des philosophes d'origine musulmane.

Al Kindi a écrit *Kitab Kimya' Al 'Itr wa Al Tas'idat, Le livre de la distillation et de la chimie* dans lequel nous trouvons les premières explications sur la façon dont les essences pourraient être extraites des plantes hôtes. Outre ses écrits sur la philosophie, il a produit plus de 250 traités sur une variété de sujets. Malheureusement, seuls quelques-uns concernant la médecine et l'astrologie existent encore aujourd'hui.

Détaillant les descriptions des méthodes de distillation pour 107 espèces de plantes *Le Livre de la distillation et de la chimie* comprend 71 chapitres épiques. Chaque plante, raconte-t-il, nécessite des précautions et des méthodes de soins légèrement différentes pour obtenir leur précieux élixir.

Plus tard, un chirurgien musulman médiéval majeur *Abulcasis* décrit dans son ouvrage « **En pharmacie** » comment il a vu du vinaigre être distillé

« dans un récipient très similaire à celui utilisé pour contenir de l'eau de rose ».

Nous savons donc avec certitude que ***l'eau de rose*** existait et était produite au moins au 10e siècle. Ce n'est cependant que dans les écrits indiens du 17e siècle que nous apercevons l'attar de rose[14] que nous connaissons aujourd'hui. Il est probable que la sagesse des propriétés médicinales de la rose ait voyagé avec la connaissance d'un ancien système médical appelé *Unani*.

Pratiqué à travers le monde arabe, l'Hindoustan et le Pakistan, l'*Unani* est, aujourd'hui, la médecine traditionnelle de l'Asie du Sud. À l'origine une médecine gréco-arabe dérivée des mêmes racines que la médecine occidentale (c'est-à-dire des enseignements d'Hippocrate et de Galien), elle a acquis une grande popularité au Moyen Âge. Considéré comme remontant à environ 1025 apr. J.-C, on pense que la médecine *Unani* est arrivée en Inde aux alentours du 12e ou 13e siècle apr. J.-C.

Unani englobe un large éventail de pratiques, y compris les bains turcs, les ventouses, la promotion de la transpiration et des diurétiques, la purge et les émétiques de désintoxication et de massage. C'est ici aussi que nous voyons d'abord vraiment l'aromathérapie comme un art discuté explicitement dans les textes médicaux anciens. Ici, il s'agit d'un mécanisme d'action qui stimule le nerf olfactif et par la suite le cerveau.

Principalement basé sur les médicaments grecs et arabes, il s'est également inspiré des Sushrata et charaka Samhitas, les textes anciens qui forment la base de l'ayurvéda. C'est à cette époque que nous voyons le rassemblement de nombreuses disciplines différentes qui devaient amener la rose en avant dans le melting-pot culturel des remèdes.

Une grande partie de la connaissance de la médecine *Unani* provient des écrits d'Avicenne, un érudit et médecin du début du 10e siècle. Ses œuvres les plus célèbres sont : *« Livre de la guérison »* qui est un ouvrage philosophique et scientifique et *« Le Livre de la Loi concernant la médecine »* qui forme une encyclopédie médicale très ancienne. Ce livre est devenu plus tard un texte médical standard pour l'étude dans les universités médiévales. Son travail est resté utilisé jusqu'en 1650.

---

[14] *Le mot attar vient du mot arabe 'itr qui devait voyager avec l'essence loin jusqu'à son existence aujourd'hui.*

Sagesse médiévale d'Avicenne et de son Livre

La toute première leçon que j'ai prise en aromathérapie portait sur l'histoire de l'aromathérapie et elle parlait d'Avicenne (qui est la version romanisée de son prénom *Ali Abu Ibn Sena*). Je dois avouer, cependant, je n'ai jamais su beaucoup plus sur lui que son nom. Il a été fascinant de parcourir cette traduction de son ouvrage intitulé « *Livre de la Loi concernant la médecine* ».

Il décrit l'esprit ainsi :

- *« Fluide censé agir comme un médium entre le mental et la matière plus grossière du corps. »*
- *« Une sorte de corps très subtil qui pénètre toutes les parties du corps matériel et les infuse comme l'essence d'une rose, de l'huile dans le sésame, du beurre dans le lait. »*

Voici quelques-unes de ses prescriptions décrivant comment l'eau de rose était utilisée à la fin du premier millénaire. Je pense que vous apprécierez particulièrement ses notes sur la baignade !

« Bains- Douche, Douches vaginales, Pulvérisation. — Si de l'eau est aspergée sur le visage (ou sur le corps), elle restaure la vigueur de la respiration, alors que celle-ci a été perdue par la dyspnée et par les changements inflammatoires des fièvres chaudes. Cette aspersion est particulièrement bénéfique pour la syncope[15]*, si de l'eau de rose ou du vinaigre sont utilisés. Il peut restaurer l'appétit. Ils sont nocifs pour les personnes souffrant de catarrhes ou de maux de tête « froids » ».*

Problèmes digestifs

« Enseignement moderne : Les vomissements et la diarrhée doivent toujours être considérés comme dus à une cause autre que la dentition, en particulier à une mauvaise alimentation - Si ce n'est que léger, on ne vous demandera pas de les traiter. Si les parents ont peur que cela devienne nocif, entraînant une émaciation, on traiterait en appliquant des graines de rose, de carvi, d'anis et de cèleri (persil) [saupoudrées sur la laine : Aeg.] sur l'abdomen, ou en appliquant un pansement préparé avec du carvi et des roses infusées dans du vinaigre, ou avec de la fromentée bouillie dans du vinaigre.

[15] *Perte de conscience temporaire causée par une chute de la pression artérielle.*

Troubles digestifs / Faiblesse de l'estomac.

L'abdomen doit être oint avec du musc et de l'eau de rose ou de myrte. Donnez une boisson contenant du jus de coing et un peu de clou de girofle ou de noix de muscade, ou les trois huitièmes d'un verre de noix de muscade avec une petite quantité de jus de coing.

Insolation

Inflammation dans le cerveau. Siriasis (traduction grecque – insolation).

« Il y a de la douleur dans les yeux et la gorge, et le visage devient jaune [le corps est sec ; les fontanelles sont déprimées, les orbites enfoncées]. Par conséquent, le cerveau doit être rendu frais et humide par l'utilisation de la peau de concombre, des pairs de courge, du jus de morelle de jardin, et surtout du jus de pourpier, et de l'huile de rose avec un peu de vinaigre et de l'huile de rose avec du jaune d'œuf. Chacun d'entre eux est constamment changé. »

Ulcères de la bouche

« La membrane de la langue et de la bouche est trop délicate pour supporter le toucher, même par l'humidité(eau) du lait, car c'est cela qui lui est préjudiciable et donne naissance aux aphtes. La condition est pire, et dangereuse pour la vie, s'ils restent immatures et noirs comme le charbon de bois. La condition est plus favorable s'ils sont blancs ou jaunes. Le traitement consiste à employer des médicaments aussi doux que ceux décrits dans des traités spéciaux sur le sujet. Parfois, les violettes triturées se suffisent à elles-mêmes ; parfois, ils ont besoin d'être mélangés avec des roses, un peu de safran et de caroube. Ou, encore une fois, le jus de laitue, le jus de morelle, le jus de pourpier [et le jus d'endive] peuvent suffire. Si le traitement est toujours résisté, utilisez de la racine de réglisse écrasée. »

Prolapsus anal (Prolapsus rectal)

« Donnez de l'écorce de grenade, de la myrrhe fraîche, des écorces intérieures de glands (ou de châtaignes), des roses séchées, de l'alun de corne brûlée de Yamen, des ongles de chèvres, des fleurs de grenade (non ouvertes) et des ongles de volailles. Prenez des parts égales et faites-les

bouillir soigneusement dans l'eau jusqu'à ce que toute leur vertu soit sortie. Puis donner comme un lavement, tiède. »

Taches et problèmes de peau

« Le traitement dans tous les cas [des boutons sur la peau] consiste à utiliser des absorbeurs d'humidité fins dissous dans l'eau du bain, tels que la rose, le myrte, les feuilles de mastic, le tamaris et leurs huiles respectives bouillies dans l'eau. [Autres remèdes recommandés par Alsaharavius : lotions de marjolaine, menthe, centaurée ; pommades de litharge, céruse, fût arménien, soufre, mercure, amandes.]

S'ils deviennent vésiculeux, ils doivent être cuits à la vapeur et avoir de l'eau versée sur eux dans laquelle le myrte et la rose et le choin (schoenus), l'aspérule[16] et les (jeunes) feuilles du mastic[17] ont été bouillies.

Pour les éruptions vésiculeuses, Rhazès conseille : (i) la décoction de dattes et de figues à l'eau de fenouil ; (ii) lorsque l'éruption est complètement éteinte, donnez des bains d'eau de rose, des bains d'eau de myrte, puis frottez la peau avec de l'huile de rose.

Intertrigo[18] : Appliquer le myrte moulu sous forme de poudre à épousseter, ou utiliser de la racine de réglisse en poudre [ou de la racine d'iris] ; ou de la rose ou du galanga finement moulue, ou de la farine d'orge, ou de la farine de lentilles. »

Baignade

Friction. Masser. Shampoing

« Abu Sir vint à lui et frotta son corps avec les gants-sacs, décollant de sa peau des rouleaux de saleté comme une mèche de lampe, et les montrant au roi, qui s'en réjouissait... après quoi un lavage en profondeur, Abu Sir a mélangé l'eau de rose avec l'eau du réservoir, et le roi y est descendu. Quand il est sorti, son corps était rafraîchi et il a ressenti une légèreté et une vivacité telles qu'il n'avait jamais connu de sa vie. »

---

16 *Quinsywort*

17 *Pistachier lentisque*

18 *Macération cutanée dans les zones de plis provoquée par l'humidité et/ou une infection*

Mauvais caractère

(en raison de ses effets sur le foie et la bile)

« Lorsqu'il y a un risque que l'humeur bileuse subisse une décomposition fermentative et que l'on souhaite se baigner à jeun, l'aliment doit être atténué. Mais une personne de tempérament chaud en qui l'humour bilieux est abondant ne devrait pas entrer du tout dans la chambre chaude. Les meilleures choses à prendre pour ces personnes sont : du pain imbibé de jus de fruits ou d'eau de rose. »

Trop manger

« Lorsqu'il existe un état de sur-réplétion en ce qui concerne un repas, que ce soit à la suite d'un exercice (qui provoque une faim excessive) ou parce qu'un courant d'air a également été pris, il y aura alors besoin d'un vomissement rapide. Si cela échoue ou si l'on ne peut pas vomir, la personne doit siroter de l'eau chaude jusqu'à ce que la réplétion soit déplacée et que le sommeil survienne. La personne doit donc s'allonger et (se composer pour) dormir. Laissez-la dormir aussi longtemps qu'elle le voudra. — Mais si cela ne suffisait pas, ou si elle devait être incapable de dormir, déterminer si le cours naturel des évènements est susceptible de vous éviter de vous procurer des vomissements. Si c'est le cas, tant mieux. Sinon, assistez le pouvoir naturel par n'importe quel laxatif doux, tel que l'électuaire[19] de myrobalan, la confection de roses ou l'origan préparé avec du sucre ou du miel ; ou par l'utilisation de choses telles que le cumin, les bonbons épicés, asphodèle et tisane[20] de chou.

Il est intéressant[21], je pense, de jeter un coup d'œil rapide sur les bases de la médecine *Unani* pour être en mesure de comprendre comment elle se situe dans les médecines orientales.

---

19 *Préparation pharmaceutique molle (poudres incorporées à du miel, à un sirop).*

20 *Breuvage d'eau où l'on a fait bouillir de l'orge, de la réglisse, du chiendent ou autre chose, soit grain, soit racine ou herbe. Source : https://www.dictionnaire-academie.fr/.*

21 *Note : C'était très intéressant de voir un rapport émerger pendant que j'écrivais cette section, sur une traduction achevée ce mois-ci, par des érudits grecs, d'un manuscrit très ancien datant du 13e siècle. Le document est une analyse détaillée des plantes utilisées comme antidotes dans l'Empire byzantin. Les écrits, qui forment le premier chapitre d'un ouvrage beaucoup plus vaste connu sous le nom d'Element Alpha de Nicolas Myrepsos, citent 39 de ces plantes médicinales (qui agissent comme antidotes). Le genre Apiacea, qui contient des plantes telles que le céleri, la carotte et le persil, semble le plus cité à un peu plus de 10% des cas. La rose est environ deux fois moins souvent mentionnée, mais dans tous les cas, c'est Rosa centifolia qui est citée, pas la rose*

Vous vous souviendrez que l'ayurvéda fonctionne sur un système à trois *doshas*, celui de vata, pitta, kapha. En revanche, la médecine traditionnelle chinoise (MTC) fonctionne sur un système à *cinq éléments* : le **Bois, le Feu, le Métal, l'Eau et la Terre**. *Unani* se situe entre les deux en utilisant *quatre éléments* que nous décrivons comme des *humeurs*. Tout comme nous voyons des propriétés dans les *doshas*, telles que vata étant sec et frais, et pitta étant chaud et humide, de même *Unani* a ses propres descripteurs, il s'agit de :

- **Balgham – Flegme – Froid/humide**
- **Dam – Sang – Chaud/Humide**
- **Safra – Bile jaune – Chaud / Sec**
- **Sanda – Bile noire – Froid/sec**

La prémisse de cette médecine est que la maladie est un processus naturel et que les symptômes ne sont rien de plus que la réaction naturelle du corps à la maladie. Ici, nous voyons un idéal similaire d'une médecine préventive continue, tout comme dans l'ayurvéda, plutôt que les plantes soient considérées comme un remède.

Le nom *Unani* de *Rosa damascena* est **Roghan-e Gul**, il est vendu sous le même nom aujourd'hui. Ici, nous le trouvons utilisé pour les conditions suivantes :

- Ulcères de la bouche – pétales mélangés avec du borax et transformés en cataplasme
- Infection du muguet (on ne sait pas si c'est oral ou vaginal, mais je pense que le premier) - pétales mélangés avec du borax[22] et transformés en cataplasme
- Premiers stades de la méningite - pétales trempés dans de l'huile de sésame et frottés sur le front, puis recouverts d'une flanelle imbibée de vinaigre et de glace
- Maux de tête à cause de la chaleur
- Délire causé par la fièvre

---

de Damas. Vous pouvez trouver les détails du travail ici: http://www.ncbi.nlm.nih.gov/pubmed/?term=Nikolaos+Myrepsos

[22] *Un minéral blanc dans certains gisements de sels alcalins, utilisé dans la fabrication du verre et de la céramique, comme fondant métallurgique et comme antiseptique.*

- Insomnie

L'utilisation traditionnelle de la rose dans la médecine *Unani* semble avoir été pour ces conditions :

- Douleurs thoraciques et abdominales
- Renforcer le cœur
- Troubles digestifs
- Problèmes menstruels
- Inflammation - en particulier du cou.

La Rose est considérée comme :

- Anti-VIH
- Antibactérienne
- Antitussif (empêche de tousser)
- Hypnotique
- Antidiabétique

Dans ses mémoires, l'empereur moghol du 17e siècle Jahangir parle de la façon dont sa belle-mère, Salima Sultan Begum, allait découvrir Attar de Roses entièrement par hasard.

« C'est une découverte qui a été faite pendant mon règne par la mère de Nur Jahan Begum. » Il poursuit : « Quand elle faisait de l'eau de rose, une écume s'est formée à la surface des plats dans laquelle l'eau de rose chaude a été versée par les cruches. Elle a ramassé cette écume petit à petit ; lorsque beaucoup d'eau de rose a été obtenue, une quantité considérable de l'écume a été recueillie. »

Il devient très clair ici que l'empereur avait, en effet, une connaissance intime de l'élixir magique qui avait été mis au point, car il décrit parfaitement les propriétés d'aromathérapie que nous utilisons aujourd'hui.

Il raconte *: « Il est d'une telle force dans le parfum que si une goutte est frottée sur la paume de la main, elle parfume tout un assemblage et il semble que de nombreux boutons de rose rouges aient fleuri à la fois. Il n'y a pas d'autre parfum d'excellence égale. Il restaure les cœurs qui sont partis et ramène les âmes fanées. En récompense de cette invention, j'ai présenté un collier de perles à l'inventeur. Salima Sultan Begum – que la lumière de Dieu soit sur son tombeau – a donné à cette huile le nom de 'itr-i-Jahangiri'. »*

Socialement, même aujourd'hui, l'eau de rose est arrosée lors des mariages pour s'assurer que l'évènement soit heureux. On peut encore trouver des vaporisateurs d'argent d'une beauté incroyable passés à travers de nombreuses générations et d'évènements familiaux.

En Iran, la rose est connue sous le nom de *Gole Mohammadi* - C'est la fleur du prophète, parce que le beau parfum leur rappelle la présence du prophète (comme c'est similaire aux idées des anciens Égyptiens !).

En Arabie saoudite, une espèce de rose appelée la rose de Taëf est cultivée, qui est botaniquement très similaire à la rose que nous trouvons en Bulgarie. Là, leur rose est considérée comme un symbole d'amour, de pureté, de méditation et de prière.

On pense, qu'il y a environ deux siècles, les distillateurs arabes ont emmené leur art à Taëf pour s'installer plus près de La Mecque, les aidant à éviter la perte de vapeurs précieuses qui pourraient s'échapper pendant le transit vers la Ville Sainte. Après l'établissement des distilleries à Taëf, l'huile de rose de Taëf allait devenir célèbre dans l'ensemble du monde musulman.

En dehors de la mosquée sacrée de La Mecque, la rose de Taëf est utilisée dans le rituel sanctifiant, la Kaaba. Le rituel de lavage de la Kaaba commence par l'exécution de deux raka'ât (prières) à l'intérieur de la Maison de Dieu. Les murs intérieurs sont ensuite nettoyés avec des parfums Rose, Oudh et Musk. L'eau du puits Holy Zamzam est mélangée avec du parfum de rose, éclaboussée sur le sol puis essuyée à mains nues et à feuilles de palmier.

Les pèlerins venant d'Orient empruntent très souvent un itinéraire via Taëf dans le seul but d'acheter cette précieuse huile de rose. Tout musulman qui peut se le permettre achètera au moins un flacon de cette huile de rose très précieuse en souvenir du Hajj.

Le sultanat de Delhi était une période de l'histoire indienne qui s'étend sur 320 ans (de 1206 à 1526) et une période de grand apprentissage. La science, les mathématiques, la philosophie et la médecine ont toutes prospéré. Le deuxième souverain de la dynastie Khulji, Alauddin Khilji, était considéré comme le plus puissant du régime. Kulji a conservé plusieurs éminents médecins *Unani* (connus sous le nom de Hakims) dans ses tribunaux. Son parrainage de l'art d'*Unani* et la grande richesse de la littérature et de la pratique qui ont eu lieu au cours de cette période ont assuré que la médecine grandisse en force et en popularité. Comme c'est l'habitude de tout bon guérisseur, les praticiens ayurvédiques étaient impatients de découvrir les secrets de la médecine occidentale et les pratiques se sont emmêlées de manière irréversible.

Les bords deviennent flous et à partir de là, il devient impossible d'extraire la médecine orientale de la médecine occidentale, en particulier en ce qui concerne la rose.

CHAPITRE TROIS

La Rose – Un Remède Ayurvédique

La rose de la médecine Ayurvédique est **shatapattri,** ce qui signifie *une centaine de pétales* ; c'est-ce que nous appelons *Rosa centifolia* en aromathérapie.

Elle coordonne la conversation entre *prana vata* et équilibre *sadarkha pitta :*

- **Prana vata** régit la tête, le cerveau, la poitrine et le système respiratoire, ainsi que la perception sensorielle.
- **Sadarka pitta** est un subdoshas pitta qui se rapporte aux émotions et à leur effet *sur le cœur.*

Le Prana Vata

Il gouverne :

- Le mouvement de l'esprit, des pensées et des sentiments
- Il est en corrélation avec les activités neuronales du cerveau

Il favorise :

- L'enthousiasme

- L'inspiration
- L'adaptabilité mentale
- La capacité de communiquer
- La capacité de coordonner les idées dans l'esprit

Déséquilibré, le prana vata peut conduire à :

- Un comportement qui est anxieux, désorganisé, sans fondement, dépassé, craintif, espacé, peu sûr de lui
- L'éveil entre 2h et 6h du matin
- Des problèmes neurologiques tels que palpitations, tremblements, parkinson, épilepsie et dépression.

À long terme, il est probable que vous verrez une personne devenir :

- Épuisé, souffre d'anxiété chronique, d'attaques de panique, de dépression changeante, mais intense.

Sadarka pitta

On dit que *Sadarkha pitta (*émotions et leur effet *sur le cœur)* habite dans le cœur et fait circuler son énergie.

Ses propriétés et donc l'action de la rose sur l'esprit sont :

- La capacité de prendre des décisions
- Désirer
- Conduire
- La capacité d'analyser et de discriminer
- L'intelligence
- Le contentement
- La motivation
- La confiance en soi
- La mémoire
- L'équilibre émotionnel
- Notre capacité à ressentir l'épanouissement

- Et dans une certaine mesure la spiritualité
- Certes, il contrôle notre capacité à atteindre nos objectifs, qu'ils soient matériels ou spirituels.

Physiquement :

- Elle régit l'homéostasie
- L'hypothalamus
- Et l'équilibre entre les hormones

Dans l'ayurvéda, on dit que le cœur a deux énergies

- Agni – énergie solaire
- Soma- Énergie lunaire

Sadarka pitta (émotions et leur effet *sur le cœur*) connecte le cœur et l'esprit énergétiquement afin qu'ils puissent communiquer. Un canal pour l'information au cerveau si vous voulez. Ces donnees englobent des idées, des impressions et des pensées, les prenant de l'environnement externe, vers le cerveau, puis au cœur.

Ces données sont connues sous le nom de manovaha srotas.

L'efficacité avec laquelle *manovaha srotas* se déplace dans le système dépend entièrement de la force de *sadarkha pitta*. Considérez-le comme le moteur conduisant le train d'informations.

La rose enflamme *Agni (*énergie solaire) et à travers cela équilibre l'action. Si *Agni* brûle trop vivement, il brûlera l'énergie *Soma* (énergie lunaire) et nous verrons des niveaux *réduits d'ojas,* ou la vitalité. D'une certaine manière, nous pouvons dire que *sadarka* est comme *Agni*, en ce sens que tout comme *Agni* est responsable du feu digestif interne, *sadarka pitta* cuit et mijote nos expériences :

- Si l'énergie est trop faible, nous ne pouvons traiter ni l'apport sensoriel ni l'apport émotionnel et les sentiments deviennent stagnants et impossibles à accepter.
- S'il est trop fort, nous avons des réactions volcaniques hors de proportion.
- S'il est en équilibre, nous sommes même tempérés.
- Déséquilibré, il est probable que nous soyons en colère, avec des sautes d'humeur, de l'irritabilité et de la tristesse.

Plus cette énergie devient excessive, plus vous verrez la personne se diriger vers la domination, le contrôle et la critique (et ici je veux dire à la fois pour elle-même et pour les autres). Il devient très difficile pour elles de se concentrer. Elles peuvent devenir manipulatrices aussi.

Physiquement, le sommeil de ces personnes peut tourner mal, à ce moment-là, il y a de fortes chances qu'ils se réveillent beaucoup trop tôt, tous excités pour la journée, la tête bourdonnante d'idées. Vous allez aussi voir chez elles une inflammation d'une certaine description telles qu'allergies, dermatite, brûlures d'estomac ou diarrhée. Comme on pouvait s'y attendre, si le stress ou le chagrin externe affecte ce canal, nous verrons le cœur affecté à un niveau plus physique. *Vyana vata* régit également la circulation concernant la pression du sang et de l'oxygène.

Alors, comment la personne est-elle devenue comme ça ? Eh bien, l'ayurvéda dit que *sadarka pitta* est aggravé par **le temps chaud** ou **la surchauffe** d'une manière ou d'une autre. **Boire de l'alcool en excès, manger trop de sucre blanc** et de viande rouge causera également des difficultés. **Travailler ou vivre dans des situations de violence** enflammera également la situation.

Nous avons aussi la métaphore de la poule et de l'œuf lorsque nous pensons à la ménopause et aux tensions prémenstruelles : qui est apparue en premier, les problèmes hormonaux ou le mauvais caractère ? Ou les dix tonnes de chocolat que nous avons avalées avec du vin rouge ?

Il n'y a jamais vraiment de nouvelle sagesse ? Simplement différentes traductions de la même chose.

Les pétales de rose sont souvent utilisés dans les *Rasayanas*, dont je parle assez abondamment dans mon livre sur le basilic sacré.

Le terme *Rasayana* vient des tout premiers textes ayurvédiques et sa traduction anglaise du sanscrit signifie *« La science de l'allongement de la vie »*. Dans les textes postérieurs au 8e siècle, le sens prend une orientation légèrement différente et devient le nom de l'alchimie indienne.

Ici, les toniques sont fabriqués à partir de pâte de rose, en ajoutant des épices et de l'eau. Ces pâtes sont également souvent utilisées comme pommade pour refroidir la combustion.

L'accent est mis sur la consommation de tartinade de pétales de rose (nous avons vu Avicenne s'y référer comme confiserie à la rose) et on dit que prendre 1 à 2 cuillères à thé par jour éloignera le sentiment de suspicion et de tristesse. Généralement, la consommation quotidienne aide une personne à penser plus positivement.

CHAPITRE QUATRE

La Rose et la Médecine Traditionnelle Chinoise

Je n'ai pas été en mesure de retracer comment les roses ont trouvé leur chemin vers la Chine, car elles semblent apparaître beaucoup moins courantes dans la littérature et l'art que -disons- le chrysanthème. Il semblerait que ce soient des nouveaux venus dans les plantes chinoises, seulement mentionnés dès le 14e siècle av. J.-C. En vérité, personne ne sait depuis combien de temps les roses ont été cultivées et aimées en Chine. Ce qui est clair cependant, c'est que la Chine a une histoire d'amour passionnée avec cette plante depuis très longtemps.

En 500 apr. J.-C, Confucius écrit sur les nombreuses roses qui poussent dans les jardins impériaux, et il décrit également la bibliothèque des empereurs chinois comme abritant des centaines de livres sur les roses. Les jardiniers de roses de la dynastie Han (207 av. J.-C. - 220 apr. J.-C.) étaient si passionnés par la fleur que l'empereur aurait été convoqué parce que les roseraies étaient sur des terres écrasantes allouées à la culture de la nourriture. Ensuite, dans l'Encyclopédie florale chinoise *Zhongguo Huajing*, une culture répandue de la rose est décrite tout au long des 4e et 5e siècles apr. J.-C. Sous la dynastie Song (960 à 1279 apr. J.-C), nous trouvons des références aux « Yuejihua », d'incroyables roses à floraison perpétuelle largement cultivées dans les grandes villes où un grand nombre de variétés étaient entretenues.

Contrairement à l'aromathérapie où nous n'utilisons vraiment que deux variétés de roses *Rosa damascena* et en très rares occasions *Rosa centifolia,* la médecine traditionnelle chinoise emploie plusieurs espèces, toutes avec des propriétés légèrement différentes.

Mei Gui Hua : Rosa Rugosa

Jeune Fleur de la Rose de Chine

Ce bourgeon est le plus proche des roses romantiques de couleur rose que nous connaissons et a probablement les effets les plus similaires à la *rose de Damas* en aromathérapie.

Cette rose a des propriétés douces, légèrement amères et réchauffantes.

- Elle est associée aux méridiens du foie et de la rate.
- Elle régule et favorise le mouvement du Qi et réduit la stagnation.
- Elle nourrit la peau
- Elle améliore la digestion
- Elle soulage la disharmonie du foie et de l'estomac qui peut entraîner une distension abdominale.
- Faire un renvoi, roter
- Calmer la douleur de la mastite (seins douloureux)
- Équilibre le système endocrinien
- Apaise l'ambiance
- Enrichis le sang et le *qi*
- Nourris la peau
- Élimine la fatigue
- Améliore la digestion
- Réduis les ecchymoses
- Tonifie le manque d'appétit
- Harmonise le sang

- Disperse la stase[23] – cela peut signifier une stase circulatoire ou émotionnelle due à un traumatisme

La rose est utilisée ici pour l'estomac distendu[24], les douleurs épigastriques[25], les douleurs causées par des blessures externes et les règles irrégulières. Cette rose stimule le système gynécologique et harmonise la rate.

Yueji – Rosa Chinensis – Rose chinoise

Utilisée pour :

- La régulation des règles
- Le traitement de l'hypertrophie de la glande thyroïde

Jin Ying Zi: Rosa laevigata - Rose Cherokee

Les lecteurs américains seront probablement surpris de voir que la fleur d'État de la Géorgie est un remède si important en Chine. La délicate floraison blanche avec son centre jaune vif poussant à l'état sauvage le long des haies aurait gagné son nom lorsque les Cherokees ont déménagé du Mississippi à l'Oklahoma, à la suite de *l'Indian Removal Act* de 1830[26]. Les Cherokee ont été forcés de quitter leurs maisons ancestrales et de s'installer sur un territoire désigné juste au sud du Mississippi. Peu d'enfants ont survécu à l'exode ardu, et en entendant les gémissements des mères en deuil, les anciens ont demandé un signe pour les soutenir. Le lendemain, on dit qu'une rose a fleuri sur le site de chaque larme à tomber le long du « Sentier des larmes » qui marque leur route. Les archives montrent que plus de 16 000 Cherokees ont commencé ce voyage, mais seulement 2 à 6 000 y auraient survécu. Chaque floraison marque une autre âme prise par le Grand Esprit pour renaître.

---

[23] *L'accumulation et la stagnation anormale de sang.*

[24] *Un estomac gonflé est causé par une tension du sphincter à l'entrée de l'estomac et du sphincter à la sortie de l'estomac.*

[25] *Une douleur qui se situe dans la partie supérieure du ventre : de l'estomac ce qi se traduit par une gastrite ou un ulcère, de l'œsophage ce qi se traduit par un reflux gastrique, une hernie hiatale ou l'œsophagite.*

[26] *Acte pour pourvoir à un échange de terres avec les Amérindiens résidant dans l'un des États ou territoires, et pour leur déplacement à l'ouest du fleuve Mississippi.*

La rose Cherokee est originaire de Chine.

L'utilisation de la rose en médecine chinoise est principalement de l'églantier récolté en septembre-octobre. Les épines et les graines sont enlevées. Les fruits sont ensuite laissés au soleil pour sécher.

Cette rose est astringente au gros intestin et donc est une prescription de choix pour la diarrhée aussi. La recherche moderne montre que la diarrhée est calmée par la capacité de la rose Cherokee à provoquer une contraction de la muqueuse intestinale. Parce qu'elle est calmante, elle est également un excellent remède pour la gastro-entérite chronique.

Selon ***10 Lectures sur l'utilisation des médicaments de l'expérience personnelle***[27] ***de Jiao Shu-De***, le traitement avec la rose serait contre-indiqué quand il y a une douleur associée à la miction qui indiquerait « un excès de réplétion de chaleur et de feu maléfique » dans le rein.

L'une des utilisations les plus importantes de la rose Cherokee est pour *la spermatorrhée*. Il s'agit d'une maladie très courante où un homme éjacule de petites quantités de sperme en dehors des rapports sexuels. Je couvrirai cela plus en détail dans les prochaines lignes, car c'est probablement le point qui rend la médecine de la rose plus fascinante ! Pour comprendre ce remède, il est nécessaire d'explorer un aspect de la théorie de la médecine chinoise appelé *Jing*.

L'action de Rose sur le Jing

L'essence du corps

Jing est le mot chinois pour « **essence** » et plus précisément *l'essence rénale*. C'est l'un des trois trésors de la MTC (les autres étant le ***qi*** et le ***shen***, dont la traduction la plus proche pourrait être l'esprit). On pense que **la rose renforce la porte de *l'essence* et empêche une perte de *Jing* (essence).**

Nous voyons d'abord le *Jing* expliqué dans ***Huangdi Neijing, Le Classique De La Médecine Interne De L'Empereur Jaune***. Cela a formé la base de la médecine traditionnelle chinoise pendant plus de deux-mille ans. Le texte est divisé en deux parties et présente des conversations entre l'empereur mystique Huangdi et ses six ministres.

Le premier texte 素問 *Suwen* fait référence à des questions de base et pour la plupart, cela concerne le diagnostic. La deuxième partie est moins

[27] *Titre original : Ten Lectures on the Use of Medicinals from the Personal Experience of Jiao Shu-De (Jiao Clinical Chinese Medicine)*

souvent mentionnée, lingshu 靈樞, et explique pleinement la pratique de l'acuponcture. On ne sait vraiment pas d'où provient Neijing, mais les estimations le situent comme étant quelque part entre la période des guerres (475-221 av. J.-C.) et la dernière dynastie Han (206 av. J.-C.-220 apr. J.-C.). La croyance la plus répandue est qu'il date probablement du 2e apr. J.-C). C'est un travail important, car c'est la première fois que nous voyons l'idée que la maladie ne provient pas de démons, mais de processus internes affecté par l'alimentation, etc.

Le texte rapporte que le *Jing* est **stocké dans les reins** et c'est la **matière physique la plus dense du corps**[28]**.**

Jing régit la base matérielle du corps, donc : **le sang, les tissus, les os** et **les dents**. Il est principalement **yin dans la nature.** Les choses qui sont yin sont rafraîchissantes, desséchantes et nourrissantes. Les plus grandes contraintes physiques sur le *Jing* sont la production de sperme chez les hommes et le sang menstruel (et la grossesse aussi) chez les femmes. Une personne naît, dit-on, avec une quantité *fixe* de *Jing*. Après la naissance, il est alimenté par la nourriture, mais aussi par l'exercice, l'étude et la méditation.

À partir du moment où un enfant naît, le *Jing* commence à s'épuiser. La maladie et le stress quotidiens, la toxicomanie et les défis sexuels commencent à voler son énergie. Bien qu'il soit très difficile de retrouver et de renouveler les niveaux de *Jing* avec lesquels nous sommes nés, prendre soin des niveaux peut aider à le renforcer et à le préserver. Lorsqu'un enfant commence à respirer, à manger et, bien sûr, à penser indépendamment de ses parents, tous ses systèmes (respiratoires, digestion, etc.) deviennent étroitement impliqués dans la façon dont le *Jing* est conservé. Lorsque nous quittons enfin ce royaume terrestre, tout *Jing* est considéré comme consommé.

On pense que le *Jing* est transmis au fœtus par les parents et qu'il est porteur de notre héritage (similaire à l'ADN, si vous voulez). Tout au long de la grossesse, le *Jing*, **provenant du rein,** nourrit le fœtus. Il détermine la constitution de base de l'enfant en pleine croissance, sa force et sa vitalité. Il constitue la base du développement de la croissance, de la maturation sexuée et de la reproduction.

La conception et la grossesse sont très guidées et contrôlées par le *Jing* et donc là où il y a une carence rénale, et donc une carence en *Jing*, il est

---

[28] *Contrairement au Shen qui est considéré comme le plus volatil, donc je trouve qu'il est plus facile d'imaginer cela comme s'il s'agissait de nos états occidentaux de la matière : le Jing étant un liquide épais par opposition au gazeux, état plus éthéré de Shen.*

probable que nous verrons également l'infertilité et les problèmes de fausse couche chronique.

Le *Jing* se déplace dans des cycles lents et mystérieux, présidant aux principaux développements de la vie. Encore une fois, ces cycles sont expliqués dans le *Neijing* et aussi en détail dans le plus connu, le *Yi King*.

Les cycles de Jing féminins de sept

7 ans - L'énergie rénale d'une fille commence à prospérer à l'âge de sept ans (1 x 7).

14 ans - La menstruation fait sa première apparition lorsque le canal *ren* (mer de yin) commence à couler et que le canal *chong* (mer de sang) devient plus fort et commence à prospérer. (2 x 7).

21 ans - Son *qi* rénal s'équilibre et maintenant, elle a une bouche pleine de dents complètement développées (3 x 7).

28 ans - S'épanouissant dans sa condition optimale, elle dégage une énergie vitale et son sang prospère. Ses quatre membres sont forts et florissants. (4 x7).

De là, comme nous le savons tous, c'est la descente !

35 ans - Le canal *yang ming* s'épuise, sa peau commence à sécher et ses cheveux commencent à perdre (5 x 7).

42 ans - Ses trois canaux yang, *tai yang, yang ming* et *shao yang*, commencent tous à reculer. Son teint commence à se détériorer et il y a les premières apparitions de poils gris (6 x 7).

49 ans Les canaux *ren* et *chong* sont tous deux en recul, les menstruations se terminent. Son physique général est plus fragile et elle ne peut plus concevoir. (7 x 7).

Je suis déprimée de dire que je semble être dans le dernier cycle de ma vie féminine chinoise. J'ai l'impression que je pourrais bientôt tomber du bout du monde...

Quelqu'un d'autre déprimé ? Je suis désolée, les filles ! C'est intéressant de voir comment cela correspond, n'est-ce pas ? Rappelez-vous aussi que la rose soutient l'énergie rénale, et donc le *Jing*. Ce cycle est alors entièrement soutenu par la rose. Jetons un coup d'œil maintenant, à ce que cela signifie pour les hommes. Leur cycle est différent, car il se mesure non pas en 7 ans, mais en 8 ans.

Les cycles de Jing masculin de huit

8 ans - L'énergie rénale d'un garçon commence à prospérer. Ses cheveux sont bien formés et de belles deuxièmes dents émergent à l'âge de huit ans (1 x 8).

16 ans - L'énergie rénale augmente maintenant et il jouit d'une abondance d'énergie vitale. Il est capable de laisser sortir son sperme à l'âge de 16 ans (2 x 8).

24 ans - Pleinement développé maintenant, son énergie rénale est forte et puissante. Ses extrémités sont bien formées et puissantes et toutes ses dents sont maintenant développées (3 x 8).

36 ans - Tout est fort et bien formé et il fonctionne à sa puissance optimale (4 x 8).

Maintenant, il va commencer à sentir son déclin.

40 ans (*Bien sûr, c'est le cas* !) L'énergie commence à reculer, tout comme sa racine des cheveux et ses dents commencent à tomber (5 x 8).

48 ans - Comme l'énergie yang de tout le corps diminue, son énergie et sa motivation diminuent également. Son teint sèche et se flétrit et ses cheveux commencent à devenir blancs. (6 x 8).

56 ans - Lorsque la carence rénale commence à se manifester, l'énergie du foie ne peut pas non plus être maintenue. Les tissus conjonctifs commencent à souffrir. Les tendons deviennent rigides et il est beaucoup moins agile qu'il ne l'était autrefois. (7 x 8).

64 ans - *Quand je serai plus vieux, que je perdrai mes cheveux... Aurez-vous encore besoin de moi, me nourririez-vous encore....* Le corps est fragile, les cheveux sont blancs et de nombreuses dents ont été perdues. (8 x 8).

Donc, ce sont les deux sexes qui sont déprimés maintenant. Je suis tout à fait pour l'égalité ! Bien sûr, le cycle de Jing féminin est beaucoup plus court, car il concerne la durée pendant laquelle la femme est fertile.

Asséché et flétri... moue.

Assez ! Passons à autre chose !

Spermatorrhée

Maintenant que nous avons une compréhension de ce qu'est le *Jing* et de la façon dont il nous affecte, il est plus facile de revenir sur les questions concernant la spermatorrhée que j'ai mentionné de la manière la plus fugace dans la partie sur la rose Cherokee.

Je voulais le mentionner dans une section à part entière, car c'est l'un des domaines fondamentaux où la *médecine occidentale et la médecine orientale ne sont pas d'accord.* En Occident, ce filet de sperme se produisant en dehors des rapports sexuels est considéré comme rien de plus qu'une bagatelle sans conséquence réelles du tout - à part un peu de fatigue et peut-être un déclin de la libido.

Dans l'Europe du 18e et 19e siècle, cependant, les médecins n'étaient pas aussi dédaigneux en le déclarant comme un signe de toutes sortes de défauts de caractère. Au 19e siècle, la spermatorrhée était largement considérée comme ayant des effets néfastes sur le corps. Le traitement par un médecin bénin était la circoncision ; lors d'une mauvaise journée, un traitement prescriptif aurait même pu être la castration !

Aujourd'hui cependant, il est généralement accepté comme une partie *normale* de la vie quotidienne d'un homme. Cela dit, les médecines orientales telles que la MTC et l'ayurvéda le prennent incroyablement au sérieux.

Dans l'ayurvéda, il est considéré comme un trouble de *vata* et il est traité en particulier avec de la cerise d'hiver et de la mauve - Sida cordifolia.

En MTC, vous vous souviendrez peut-être que les **pires souches sur la puissance du *Jing* sont le sperme, les menstruations et la grossesse.** Ainsi, cette infiltration constante de liquide séminal signifie que le *Jing* est constamment gaspillé dans la production de plus. On pense que la spermatorrhée est causée par le fait que la **porte de l'essence n'est pas fermée en toute sécurité parce que l'énergie rate-rein n'est pas assez forte** ou parfois que **la chambre d'essence a été perturbée par un excès d'humidité ou de chaleur.** Chaque fois que la porte de l'essence s'ouvre, le *Jing* circule, la puissance rénale s'échappe, ce qui réduit également la puissance du foie. Tout au long de ce canal, cela signifie que la plupart des processus physiques seront affectés.

Le traitement par les médecins de MTC est fait avec la rose des Cherokees, ou comme il est parfois aussi connu avec le nom Coqueret du Pérou[29].

Nous voyons cette idée de fermer la porte de l'essence plusieurs fois tout au long des écrits anciens sur la rose Cherokee, non seulement pour les écoulements séminaux, mais aussi pour l'énurésie (miction excessive) et les pertes vaginales excessives. Ne manquez pas la connexion aussi, que le

---

29 *Golden Cherry en anglais.*

stress réduit également *Jing*... nous voyons donc cela aussi comme un moyen de traiter les troubles liés au stress.

La rose est un tonique pour le méridien du rein. C'est un méridien yin, c'est-à-dire que son énergie circule vers le haut. Son rôle est de contrôler la croissance et le développement des os et de nourrir la moelle, qui est la source de globules rouges et blancs du corps. Ici, vous voyez l'alignement du sang avec le *Jing*.

L'épuisement de l'énergie rénale est donc souvent considéré comme une cause à la fois d'anémie et d'immunodéficience. La médecine occidentale n'a pas vraiment d'équivalent pour leur « moelle », bien qu'elle comprenne la moelle osseuse, ce que nous avons évidemment, mais la moelle englobe également la moelle épinière et le cerveau.

Une mauvaise mémoire, une tête brumeuse, une incapacité à penser clairement[30] sont toutes considérées comme des indicateurs d'une altération de la fonction rénale et d'une carence en énergie rénale ; de même, puisque nous parlons de la colonne vertébrale, il en va de même pour les maux de dos. Les acouphènes (bourdonnements d'oreilles) sont un signe de dysfonctionnement rénal et aussi de la maladie yin...

Tout cela à partir d'un petit écoulement sur les draps de lit....

Regarder le teint et les cheveux d'une personne donne généralement une bonne représentation externe de l'énergie rénale (grasse, fatiguée, toxique) comme le font les oreilles.

Donc, avec les déséquilibres physiques, nous nous attendons à voir avec les problèmes de méridiens rénaux : des douleurs thoraciques et abdominales, des menstruations irrégulières, l'impuissance, une hernie et l'asthme. Et bien ! ... À part l'hernie et l'asthme, ils ressemblent tous de manière effrayante à une liste pour laquelle prescrire de la rose, n'est-ce pas[31] ?

Nous allons également voir les problèmes émotionnels suivants : hystérie, paranoïa, dépression, peur, solitude et insécurité. Je ne pense pas que ce soit un trop grand pas en avant de lier chacun d'eux à un pauvre homme qui souffre d'impuissance, n'est-ce pas ?

---

[30] *Et pour ceux d'entre vous qui ont lu mon livre sur le vétiver et The Professional Stress Solution, également de la maladie yin.*

[31] *Et l'asthme pourrait probablement être dans la liste si l'anxiété était connue pour en être le déclencheur*

Émotionnellement, lorsqu'une personne est en équilibre, une bonne et forte énergie rénale se présente comme sage, rationnelle, clairement perspicace, douce et pleine de compréhension de soi.

Dans les huiles essentielles de l'esprit et du corps[32], nous avons parlé de la façon dont la peur était l'émotion liée aux reins et de la façon *dont la peur provoque le chaos dans le qi. C'est l'énergie du qi qui à la fois déplace l'essence et la sécurise. Si la peur provoque un épuisement du qi, alors la force de l'essence s'épuise aussi.* Eh oui, nous verrons toujours cette corrélation **peur/rein** se produire, quelle que soit la façon dont nous la regardons. S'il s'agit d'un excès de dopamine trouvé dans l'urine chez les anciens combattants atteints de TSPT[33], chez le petit garçon qui a subi un traumatisme et qui est incapable d'arrêter de se mouiller ; il semble que les deux soient très certainement inextricablement liés.

Ensuite, l'autre pièce de puzzle qui me semble importante est la façon dont l'éjaculation précoce est vraiment une maladie *yin*[34]. Ici, avec la porte de l'essence, nous constatons que nous avons besoin d'énergie *yang* pour la garder fermée. Ce qui réduit l'énergie *yang*....c'est le stress et la peur...

Et ainsi que la carrosse de guérison va.... où cela s'arrêtera-t-il... ? Seule la déesse le sait !

L'Utilisation de la rose en Médecine Chinoise Traditionnelle

Typiquement, le traitement à la rose dans la MTC est administré sous forme de **3 à 6 g d'églantier décoctés** dans de l'eau pour une utilisation orale. Ceux-ci pourraient également être utilisés par les médecins de MTC pour calmer les troubles cardiaques et rénaux.

Les pétales de rose sont souvent utilisés comme additifs dans les salades. Pour ce faire, lavez-les bien et laissez sécher avant de les ajouter à votre laitue !

Les **cynorhodons sont ajoutés aux thés**, tout comme les **pétales de rose** de couleur plus foncée.

Beaucoup plus souvent que dans le monde occidental, il y a une forte **utilisation de l'encens** en Chine pour promouvoir l'équilibre émotionnel

---

32 *Je pense qu'il vaut la peine de retourner quelques-unes de nos pièces de puzzle de guérison ici. Pour ce faire, je dois vous rappeler d'autres livres que j'ai publié.*

33 *TSPT : Le trouble de stress post-traumatique*

34 *Comme on le voit à la fois dans le livre sur le vétiver et aussi dans « The Professional Stress Solution ».*

et spirituel. Les troubles respiratoires sont aussi traités avec des bâtons d'encens rose.

Le plus populaire de tous les aliments de médecine traditionnelle en Chine est le ***congee,*** qui est comme une bouillie médicinale ou un riz au lait. La toute première mention de ce trésor national a été faite par l'empereur *Huang 1er* dans son livre *Zhou.* Aujourd'hui, le *congee* est devenu l'aliment de base du peuple *tamoul.* Le *Congee* à la rose est mangé comme un aliment magnifiquement durable.

Le sucre rose est également une partie essentielle de la vie chinoise. Les pétales de rose sont étalés sur un plateau puis séchés jusqu'à ce qu'ils soient flétris. Ensuite, ils sont légèrement pétris à la main, puis mélangés à parts égales avec du sucre et conservés dans un récipient hermétique jusqu'à ce qu'il puisse être utilisé pour les gâteaux ou les thés.

Des recettes pour le sucre rose et le *congee* peuvent être trouvées plus loin dans le livre.

CHAPITRE CINQ

La Rose en Aromathérapie

En aromathérapie, nous utilisons deux espèces de roses[35] :

- ***Rosa damascena*** – La rose de Damas, parfois appelée la rose bulgare ou turque
- ***Rosa centifolia*** - La rose d'une centaine de pétales, La Rose du Chou ou parfois appelée Rose de Mai. C'est la même huile utilisée dans l'ayurvéda et que nous voyons également dans les écrits grecs anciens et *Unani* d'autrefois.

Deux produits principaux sont utilisés : l'huile essentielle et l'absolu. Les deux peuvent être trouvés avec la rosa damascena et centifolia, alors vérifiez soigneusement votre étiquetage.

- L'huile essentielle est le produit de la distillation. Vous verrez cela étiqueté comme Rose Otto ou Attar de Roses. Otto est incolore et semi-solide dans des conditions plus fraîches. Son

[35] *Données de sécurité :*

- *Rosa damascena : Tisserand et Young 2013 suggèrent une dilution topique maximale de 0,6%*
- *Rosa centifolia : Tisserand et Young 2013 suggèrent une dilution topique maximale de 2,5 %*

Contre-indications – Veuillez éviter d'utiliser de l'huile essentielle de rose dès que vous soupçonnez que vous êtes enceinte. L'utilisation sûre n'est qu'après 37 semaines.

parfum est doux et moelleux et a une nuance légèrement de clou de girofle et de vanille.

- L'absolu[36] n'est pas aussi enivrant qu'Otto. Il est doré au miel et est plus visqueux que l'attar. Il semble avoir une note beaucoup plus épicée. Pour moi, l'absolu a une sensation plus chaude et plus enivrante.

Botanique

Le *genre Rosa* est énorme, englobant 100 espèces ou plus et des milliers de sous-espèces. La plus ancienne rose encore connue et existante est *Rosa gallica* qui remonte probablement aux environs du 12e siècle av. J.-C. Il est probable que la *gallica* était potentiellement la rose de l'antiquité que nous reconnaissons aujourd'hui.

La rose de Damas qui nous donne Rosa damascena est très probablement une descendante de la *rose gallica* précoce.

Vous pouvez parfois voir Rosa centifolia répertoriée comme la Rose de Mai ou Rose de chou, son autre nom Rose cent-feuilles fait référence à sa belle forme, et les pétales sont en effet disposées de manière à faire ressembler la fleur à un chou délicat de couleur rose.

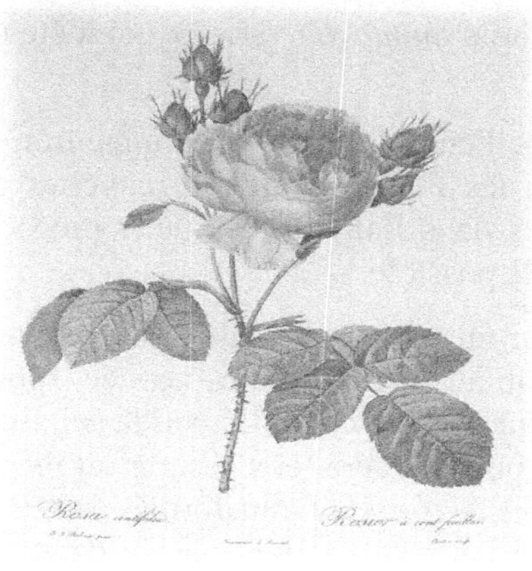

Pour la plupart, les premières roses poussaient à l'état sauvage, et bien que nous les voyions être cultivées à Rome et en Chine, cela ne s'est pas vraiment répandu avant le 17e siècle. Ensuite, de nombreuses nouvelles espèces ont été introduites en Europe, notamment la Rosa x odorata[37] au 19e siècle.

Ces nouvelles espèces ont grandement amélioré la viabilité commerciale de la rose. Les roses de Chine fleurissaient à plusieurs reprises, ce qui était presque inconnu en Occident. (La seule espèce qui a répété la floraison saisonnière était, curieusement, le Damas

[36] *L'absolu : une fragrance issue d'une matière végétale.*

[37] *Chinese Tea Roses en anglais.*

d'automne). Ils ont également amélioré le parfum, apportant des notes plus fortes et enivrant à la floraison. Ces thés hybrides, comme on les appelait, avaient également une grande gamme de couleurs étendant les teintes des roses pour le jardin du rouge et du rose au blanc, au jaune et à l'orange.

La classification d'une rose dépend du fait d'avoir une tige ligneuse[38]. Elles peuvent être dressées, grimpantes ou traînantes. Leurs feuilles poussent alternativement sur la tige, sont généralement dentelées et peuvent parfois avoir des piquants sur la face inférieure. La plupart des espèces ont cinq pétales (bien que *Rosa sericea* n'en ait que quatre). Sous les pétales se trouvent quatre sépales et les roses dans la nature sont pollinisées par les insectes.

Extraction

Distillation

J'ai choisi de décrire le processus d'extraction tel que vous le trouveriez en Arabie saoudite, principalement parce qu'il y a là plus de données à consulter sur le processus artisanal, par opposition aux cuves massives de Bulgarie et de Turquie par exemple. Cela dit, le processus est similaire dans le monde entier. Historiquement, bien sûr, l'attar de rose était à l'origine un sous-produit de l'industrie massive de l'eau de rose.

La rose fleurit entre mars et mi-mai dans les hauts plateaux d'Al-Jabal Al Akhdar - la région dont le nom signifie la *montagne verte* et qui s'étend entre 2133,6m à 2743,2m d'altitude.

Les cueilleurs se lèvent à l'aube et cueillent les fleurs jusqu'à environ 8 heures du matin où, à ce moment-là, les fleurs seront trop ouvertes et commenceront à disperser leurs huiles dans l'air. La cueillette précoce garantit le plus grand rendement d'huile possible.

Les fleurs de rose sont rassemblées sur un morceau de tissu propre, puis scellées dans des sacs pour s'assurer qu'aucune des huiles ne s'échappe. Ensuite, lorsqu'ils arrivent au distillateur, ils sont éparpillés sur le sol d'un hangar et sont aspergés d'eau de rose, pour les aérer et s'assurer qu'ils ne commencent pas à fermenter. Les pétales de rose sont transformés dans des fours appelés Al-dhujans pour sécher les pétales, puis placés dans un récipient appelé Al-Burmah où ils mijotent doucement pendant environ 4 heures. Al Burmah est recouvert d'un récipient en cuivre (Qars) où la

---

[38] *Les tiges ligneuses contiennent de la lignine, une substance qui imprègne les parois de certaines cellules, les rigidifiant et les rendant imperméables.*

vapeur s'accumule, puis est refroidie et condensée dans un cuivre séparé (Salha).

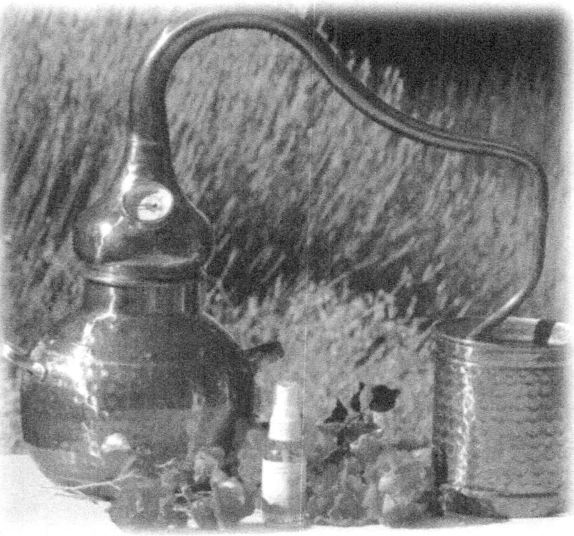

Des pétales frais sont ensuite ajoutés aux premières eaux et bouillis. Ensuite, l'eau de rose est laissée pour se déposer pendant 30 jours.

C'est ainsi que l'huile de rose aurait été extraite à l'origine pendant environ 600 ans, mais on pense que le processus de double distillation a été introduit en Europe vers le 15e ou 16e siècle.

Droit d'auteur de l'image: Kathy Smiley Wild Woman Herbal 2015

Double distillation ou cohobation

Pendant la distillation, un ingrédient vital est laissé derrière - l'alcool phényléthylique - qui est légèrement soluble dans l'eau et est l'un des principaux composants du joli parfum rosé de l'huile essentielle. Pour ramener ce composant dans l'huile, les eaux passent ensuite par une deuxième distillation. Ce processus est connu sous le nom de *cohobation.*

En plus d'utiliser la distillation en flux, l'huile essentielle de rose peut également être extraite en utilisant l'extraction par solvant (Hexane) et des techniques de CO2 à haute pression.

Absolus

Initialement, les pétales sont placés dans un tambour cylindrique avec un solvant organique, l'hexane. Le tambour est tourné pour aider l'hexane à se disperser et à séparer l'huile des pétales. Celui-ci est ensuite distillé sous vide pour éliminer le solvant, qui peut ensuite être recyclé et réutilisé. Le composé cireux laissé derrière est appelé *concret* ou *résinoïde*.

Un « lavage » utilisant de l'éthanol (alcool pur) sépare ensuite les composés aromatiques de la masse solide, puis est filtré. Enfin le produit passe par distillation sous vide une dernière fois pour récupérer l'alcool et laisser une huile essentielle pure.

L'essence concrète

La même quantité de pétales fera 10 fois plus d'huile *concrète* que les huiles essentielles. C'est un produit très utile, car cette masse solide peut être stockée jusqu'à ce que la plante soit prête à passer par la deuxième étape pour la laver.

L'huile *concrète* est utilisée dans d'autres parties de l'industrie cosmétique, mais est rarement annoncée pour l'aromathérapie, car ils sont assez difficiles à utiliser – mais vous verrez parfois du *benjoin concret* à vendre. L'huile concrète de rose comprend environ 50-60% d'absolu.

Cire de rose

Beaucoup de solides séparés dans le traitement de l'huile concrète sont des cires. Cette cire de rose est également un produit commercialisable et fait un bel émulsifiant pour les crèmes et les lotions. L'utilisation sécuritaire est généralement d'environ 10% de votre produit final. Bien qu'ils fassent une belle circonscription aux savons, la cire n'est probablement pas beaucoup plus qu'un luxe cher, car contrairement aux crèmes, le parfum de rose n'est pas vraiment assez fort pour se maintenir.

Les actions de la rose :

- Antidépresseur
- Antiinflammatoire
- Antiseptique
- Antispasmodique
- Antiviral
- Astringent
- Bactéricide

- Cholérétique : favorise la sécrétion de bile dans le foie ; pour aider à éliminer les toxines du corps
- Cicatrisant : forme du tissu cicatriciel
- Dépuratif : purifiant et détoxifiant
- Emménagogue : stimulant le flux sanguin vers le bassin. En particulier utile pour stimuler les périodes
- Hémostatique : freine le flux sanguin
- Laxatif
- Sédatif
- Stomachique
- Tonique
- Maintiens l'utérus sain

Alors, par où dois-je commencer avec ma rose bien-aimée ?

1. Soins de la peau

J'aime voir des résultats forts mesurables et évidents dans mon travail, donc je pense que la meilleure façon dont la rose le fait est à travers ses actions sur la peau.

La rose verse littéralement de l'hydratation dans le teint. Elle ramène une floraison qui semble souvent longtemps laissée pour compte. Pour moi, l'absolu de rose est l'huile de choix, car j'adore la teinte miellée qu'elle apporte à une crème. Dernièrement cependant, la recherche m'a montré que je pourrais me tromper en faisant cela, et que la rose Otto devrait peut-être être celle que je devrais choisir. La chimie des deux, vous le constaterez plus tard est nettement différente. L'absolu est riche en phényléthyle où l'huile distillée a des niveaux plus élevés de citronellol et de géraniol. C'est le citronellol qui hydrate si magnifiquement la peau. Lorsque vous atteignez la section de recherche, vous découvrirez que la recherche sur l'*absolu* a prouvé que la rose traite la peau d'une manière assez incroyable. Ici, nous voyons ce remède accéder aux stades mêmes de la production cellulaire de la croissance de la peau. Plus d'informations à ce sujet plus tard...

Je pense qu'il est juste de dire qu'il y a des raisons d'utiliser l'*absolu* ou l'*attar* sur la peau ... Je vais canaliser ma Cléopâtre intérieure et voter pour les deux !

Parce qu'elle est très rafraîchissante, l'eau de rose est le tonique parfait pour la peau. Elle est astringente et raffermissante pour la peau et nettoie en profondeur les pores. Les vaporisateurs rafraîchissants font de beaux cadeaux d'été et les mamans qui se préparent à donner naissance ont un amour particulier pour cette eau.

L'huile de rose est puissante, mais très douce. Nous pouvons lui faire confiance pour les peaux sensibles et aussi les peaux très enflammées à cause de la rosacée et de l'eczéma[39].

2. Circulation sanguine

La rose est superbe pour les veines et aussi les teints qui commencent à avoir l'air compactés. Vous pourriez l'utiliser pour les varices, mais je trouve que le géranium est un tonique moins cher et plus efficace.

L'action de la rose ici, cependant, est d'encourager la circulation sanguine. Vous souvenez-vous de la MTC pour lutter contre la stase ? La cellulite et généralement la mauvaise circulation sont toutes deux améliorées, en particulier avec l'ajout d'épices telles que le poivre noir et le gingembre.

3. Remède cardiaque

Physiquement, nous pensons aux palpitations et aux irrégularités, mais aussi à la médecine émotionnelle du cœur.

4. Foie congestionné

Je pense que cela devrait venir avec un codicille. Le foie est probablement l'organe le plus congestionné du corps. Le stress, les toxines environnementales, les médicaments (prescription d'autres sages) et la nourriture affectent tous le foie. S'il y a une suspicion d'épuisement de l'énergie, en raison de symptômes extérieurs d'énergie rénale épuisée (comme nous l'avons vu dans la section MTC), alors, oui, utilisez la rose.

---

[39] *Pour la plupart, nous regardons ici des peaux normales, sèches, sensibles et mixtes et les teints qui commencent à perdre leur lueur fertile.*

Pour nettoyer le foie en soi, le romarin, l'eucalyptus et la menthe poivrée fonctionneraient tous mieux (*voir le nettoyage du foie à l'huile essentielle*).

5. Déséquilibre hormonal

Qu'il s'agisse d'hormones postnatales, de cycles menstruels ou de ménopause, la rose est toujours notre meilleure amie. Elle soulage à la fois la tension et la mauvaise humeur, mais aussi comme vous le verrez plus tard, elle est merveilleuse pour réduire la douleur. J'utiliserais également la rose pour amener les règles irrégulières vers un meilleur cycle aussi.

Il existe des preuves cliniques solides que les problèmes prémenstruels et le syndrome de douleur pelvienne sont aggravés par le fait que la personne atteinte a déjà subi un type de traumatisme ou d'abus. De toute évidence, nous constatons que les femmes qui souffrent de Trouble de stress post-traumatique ont des douleurs menstruelles terribles. Rose est très certainement un élixir libérateur pour elle.

6. Digestif

La constipation et les nausées sont toutes deux très bien aidées par l'huile de Rose.

7. Douleurs d'oreille

J'ai un peu peur des maux d'oreille ; cela n'augure jamais du bon et je pense qu'il devrait toujours être examiné par un médecin au cas où. La douleur, cependant, peut être gérée avec une compresse de rose et d'eau salée. Remplissez un bassin à pudding avec de l'eau chaude et dissolvez-y une cuillère à soupe de sel. Ajouter une goutte d'huile de rose. Faites tremper une petite compresse dans l'eau et pressez-la. Placez-la (pas très chaude) sur l'oreille[40].

8. Yeux

Yeux endoloris, yeux qui démangent, yeux fatigués... compresses d'eau de rose ou sachets de thé d'églantiers froids vont vous aider !

---

40 *Au-dessus de l'oreille, faites attention ; mon vieux père a dit que vous ne devriez jamais mettre quelque chose de plus petit que votre coude dedans... !*

9. Maladie psychosomatique

J'ai commencé ce livre avec une citation d'une chanson énigmatique de Suzanne Vega. On peut y lire : « J'aimerais vous rencontrer dans un endroit intemporel, sans place... Quelque part hors contexte et au-delà de toutes les conséquences... ». Nous examinerons cela plus en profondeur dans la section *spiritualité*, mais je pense que c'est vraiment la *médecine de la rose*. C'est un traitement parfait pour l'assimilation d'émotions liées au stress ou aux traumatismes vécus longtemps auparavant. Parfois, ils peuvent se manifester si longtemps après qu'il ne semble pas y avoir de contexte du tout avec la douleur d'origine. Je pense en particulier aux femmes survivantes du Golfe qui reviennent à une vie normale pour devenir la statistique de « deux fois plus susceptibles de souffrir de douleurs menstruelles ». Il en va de même pour les femmes qui ont survécu à la violence domestique. La blessure n'a plus de contexte et elle se manifeste beaucoup plus tard lorsque le corps se sent maintenant plus en sécurité. Il n'y a plus de *conséquences* pour cette « faiblesse ». S'il ne semble pas y avoir de raison de souffrir, alors la méditation ou l'hypnothérapie et la rose sont les meilleurs remèdes, utilisés avec du ciste ou de l'ambre pour libérer le traumatisme.

Soyez prêt avec des mouchoirs et les contacts d'un bon conseiller.

10. Sensualité

Je ne sais pas ce qu'il en est de la rose, mais elle vous fait juste du bien. Plus que cela, il y a un bonheur, un flirt presque, et sa connexion avec la déesse est impossible à ignorer. Je suppose que les effets toniques sur l'utérus pourraient aussi avoir un rôle à jouer. C'est un peu comme avoir un massage sans fin de vos organes sexuels... et je suis tout à fait prête pour ça !

Traditionnellement, on dit que c'est un remède pour les femmes, et c'est très certainement le *cas*, mais plus loin dans le livre, vous trouverez des données plutôt remarquables qui, je l'espère, inciteront plus de gens à la considérer comme un remède pour les hommes.

Nous ne savons pas *pourquoi* la sexualité s'allume et s'éteint, mais je pense que les psychologues conviendraient qu'il y a une réelle exigence d'estime de soi pour qu'elle fonctionne bien. Comment cela se traduit réellement en neurotransmetteurs n'a pas encore vraiment été entièrement découvert.

Ce que nous savons, c'est que le traumatisme va claquer la porte à l'intimité. La rose agit très bien là où il y'a des connexions entre le cœur et l'intimité. Dans son livre *Aromatherapy Healing the Spirit,* Gabriel Mojay décrit la rose comme « recommandée pour une perte d'estime de soi du genre le plus profond - où la douleur émotionnelle a blessé la capacité d'amour de soi. En particulier pour le ressentiment qui résulte de la froideur émotionnelle, du rejet et de la trahison ».

C'est un remède très puissant en effet. Ajoutez toute fuite de *Jing*[41] dans l'équation et la sensualité pourrait très facilement être restaurée.

11. Désespoir.

Imaginez des roses posées sur une tombe. Sang dégoulinant de blessures d'automutilation dans les poignets. De la haine parce que l'amour de votre vie vous a quitté. Profonde tristesse à la prise de conscience de l'impossibilité d'un enfant. Inquiétude misérable à l'idée que des huissiers arrivent à la porte. L'horreur frappante d'une bombe qui explose devant vous. La culpabilité d'avoir posé cette bombe...

Si la douleur est trop brute pour être supportée, il n'y a qu'un seul remède possible et c'est la rose

Encore plus dangereux que ceux qui nous font pleurer, c'est l'angoisse que nous cachons silencieusement. Nous détournons nos yeux et essayons d'oublier les lésions purulentes enfouies. Ce sont les démons qui causent la psychose, les troubles de l'alimentation, l'alcoolisme et même les crises cardiaques s'ils ne sont pas finalement affrontés. La rose laisse la plaie s'éclaircir doucement, libérant la pourriture gelée qui a infecté l'esprit pendant si longtemps.

Elle calme l'hostilité et vous permet de passer à autre chose. La rose dit... *c'est ainsi que sont les choses*. Maintenant nous avons l'impression de mourir... mais je vous promets que le printemps sera bientôt là. Et avec cette renaissance viennent de nouvelles forces, de nouvelles qualités et compétences, car c'est par le défi que nous sommes changés.

Et vous savez ce qu'ils disent... Ce qui ne vous tue pas vous rend plus fort !

Lorsque vous atteignez la section des essais cliniques, vous découvrirez que les chercheurs comprennent maintenant *comment* la rose rend la peau plus jeune. Elle fonctionne à travers le mécanisme qui contrôle la croissance cellulaire. Je ressens profondément que la médecine énergétique de la rose travaille sur cette dimension émotionnelle et sur la

---

41 *Voir le chapitre sur la médecine traditionnelle chinoise.*

même dimension spirituelle. Son énergie nous permet de construire un nouveau sens plus fort du « *je* » : plus frais, indépendant et plus puissant, mais aussi beaucoup plus compatissant.

Les résultats normaux d'un tel chagrin d'amour *devraient* être cyniques, en colère et en amertume, et pour la plupart des gens, ils le sont. Mais avec la douceur de la rose, ce n'est tout simplement plus le cas. Le cœur se détend, se déploie et se réchauffe, attendant avec impatience que le prochain chapitre de la vie se déroule.

Huile d'églantier comme support

Clairement, avec un peu d'imagination, vous pourriez utiliser toutes sortes de supports faits maison pour vos huiles. Dans la section « *Comment faire* », vous pouvez créer votre propre macération de pétales de rose par exemple. Les cires florales de rose sont des ajouts sublimes aux crèmes et lotions, mais pour les huiles de support réelles à acheter... il n'y a vraiment que l'huile d'églantier. *Je l'adore.*

Elle est riche d'une teinte rose dorée et est si épaisse avec de la vitamine C, vous pouvez presque la goûter lorsque vous la versez sur vos mains.

Utilisez-la pour nourrir la peau et réduire une grande inflammation. Elle est idéale pour les peaux matures, car elle repulpe et lisse les ridules et les rides. Le plus important est ses effets curatifs sur les cicatrices, et lorsqu'elle est mélangée avec l'hélichrysum ou le jasmin, elle devient un baume presque alchimique.

L'effet rafraîchissant de la rose signifie que c'est un excellent moyen pour traiter les coups de soleil, mais aussi les brûlures par rayonnement à cause du traitement du cancer. Inversement, je ne l'utiliserais pas sur les brûlures de la cuisson, etc., car l'huile commencera à frire sur votre peau ! Je l'éviterais aussi si je traitais un teint plus jeune, en particulier ceux qui sont plus sujets à l'acné. Il est tout simplement trop épais et risque de bloquer les pores, je pense ; le jojoba ou le camélia fonctionnent mieux pour ce cas.

Note sur le mélange d'huile de rose : Rosa damascena représente 90% des absolus et des huiles essentielles utilisés dans l'industrie de la parfumerie, la centifolia constituant les 10% restants.

La rose se marie bien avec : encore une fois, ce serait une liste trop longue, car damascena et centifolia se marient bien avec la plupart des huiles, mais à mon avis elle se combinent particulièrement bien avec le bois de cèdre, le citron, le géranium et le bois de santal.

Il est utile de rappeler la sagesse du 3e siècle av. J.-C. que Théophraste nous a partagé plus tôt à propos de la rose : *« étant très délicate et acceptable pour le sens de l'odorat, en raison de sa légèreté, elle pénètre comme aucune autre ne peut le faire et remplit les passages du sens »*.

Soyez économe avec votre élixir coûteux... elle peut vous submerger, mais peut tout aussi rapidement disparaître.

CHAPITRE SIX

L'Industrie de l'Huile de Rose

Il existe quelques statistiques qui seront utiles pour vous aider à visualiser la vaste échelle de l'industrie de l'huile de rose.

Premièrement : la taille des huiles essentielles dans leur ensemble.

En 1990, le marché des huiles essentielles était estimé à 616 millions de dollars américains. En 2005, ce chiffre était passé à 3,6 milliards de dollars. Selon les statistiques Comtrade des Nations Unies[42], la taille du marché mondial des parfums et arômes d'huiles essentielles était estimée à 24 milliards de dollars en 2011 et devrait croître à un taux de 10 % chaque année.

On estime que 0,01% (250 000 hectares) des terres agricoles de la planète sont désormais consacrées à la production d'huiles essentielles.

Deuxièmement :

Un hectare de terre peut produire 3,5 à 5 tonnes de fleurs de rose, qui seront ensuite transformées en 1 kg d'huile. Cette même quantité de fleurs peut également être utilisée pour fabriquer 10 kg d'huile *concrète*.

---

[42] *Le nom : United Nations Comtrade*

Les principaux producteurs d'huile essentielle de rose

Même s'ils ne sont plus les plus grands producteurs d'huile de rose, il me semble juste de commencer par citer l'Iran, qui a fourni de loin le plus de recherches scientifiques incluses dans ce livre.

Jusqu'au 16^{E} siècle, la Perse était le plus grand exportateur d'huile de rose. Aujourd'hui, leurs chiffres d'exportation ne peuvent pas égaler ceux de la Bulgarie et de la Turquie, mais leur influence à travers la rose continue d'améliorer notre planète en fournissant des études inspirantes et remarquables sur les effets chimiques et physiologiques de cette huile.

Toutefois... les principaux pays producteurs de roses sont la Turquie, la Bulgarie, l'Iran, le Maroc, l'Inde et la Chine.

La Bulgarie

La Bulgarie est considérée comme le berceau historique de l'huile de rose, ayant produit des huiles essentielles pendant plus de 330 ans. Leur place comme le plus grand producteur mondial a été perdue à l'époque de la Seconde Guerre mondiale, lorsque le régime communiste a nationalisé les distilleries et a insisté sur le fait qu'elles étaient gérées sous leur supervision. (Certains ont été rendus aux familles légitimes après la chute du régime en 1992) Aujourd'hui, la production en Bulgarie dépasse 6 000 tonnes d'huile par an.

La zone de production est connue sous le nom de **Rose Valley ou vallée des roses**. Elle est située dans le centre de la Bulgarie près de Karlovo, Kalofer et Kazanlak et les rosiers poussent dans les sillons comme nous en Angleterre cultivons des pommes de terre ! La combinaison du sol et du climat crée des conditions parfaites pour la production d'une superbe récolte de roses avec le rendement optimal en huile.

Aujourd'hui, la vallée des roses de Bulgarie compte 3600 hectares de rosiers produisant environ 1,5 tonne d'huile de rose chaque année.

La majeure partie de l'huile produite en Bulgarie se dirige vers la France pour être utilisée en parfumerie. Un volume légèrement inférieur est vendu aux États-Unis. Le deuxième plus grand marché d'exportation se dirige actuellement vers l'Allemagne – pour la production de médicaments naturels. Le Japon achète également de l'huile de rose à la Bulgarie pour son marché des compléments alimentaires. De nombreuses entreprises bulgares produisent également de l'huile de rose exclusivement pour le marché de la parfumerie de Dubaï et sont entièrement financées par ces entreprises de parfums qui reconnaissent le potentiel de l'huile exquise et sont prêtes à payer de grosses sommes d'argent pour en jouir d'un monopole.

Jusqu'à 95% de l'huile de rose produite en Bulgarie est exportée, le reste étant transformé en minuscules flacons d'huile pour les touristes[43].

La Turquie

Aujourd'hui, la Turquie détient le titre de premier producteur de rose pour l'industrie de la parfumerie, avec environ 8 000 tonnes de fleurs récoltées chaque année. La production s'étend sur les champs à travers environ 60 villages dans les régions montagneuses d'Isparta, qui est situé juste au nord d'Antalya dans le sud-ouest du pays. Là, de la côte, la production a également pris de l'expansion vers Afyon, Denizli et Burdur.

On estime que la superficie de production de roses turques équivaut à environ 2300 hectares, dont environ la moitié se trouve à Isparta. Les plantes sont organisées en familles et en raison des variations d'altitude auxquelles poussent les roses, cela peut signifier que la saison de récolte est augmentée à presque le double du temps. Là où en Arabie saoudite, la saison de Taëf n'est que de trois semaines ; ici, à Isparta, il peut durer jusqu'à sept ou parfois huit semaines. L'impact économique de cela est phénoménal, car il ne signifie pas seulement que la production est beaucoup plus importante, mais qu'il y a bien sûr, plus de salaires versés dans la communauté environnante.

Ici, il y a deux espèces principales de roses cultivées pour l'huile : *Rosa damascena*, la rose de Damas rouge et *Rosa centifolia*.

Obtenir le rendement maximal d'huile de la fleur est un déterminant majeur pour savoir si le produit sera financièrement viable ou non. Un rendement minimum devrait être supérieur à 1 kg d'huile pour 5 000 kg de fleurs, avec un objectif compris entre 3 000 et 3 500 kg de fleurs pour 1 kg d'huile, mais dans ces zones, le rendement peut varier énormément de 1 500 à 10 000 kg de fleurs pour 1 kg d'huile.

La production totale de la Turquie est estimée à environ 1,5 tonne d'huile de rose et 7 tonnes d'huile concrète. En comparaison, la Bulgarie produit environ 1,5 à 1,8 tonne d'huile de rose par an.

---

[43] *Note : Si vous ne l'avez pas encore découvert, mettez le terme « Muskal » sur EBay et il fera apparaître ces flacons dans de beaux emballages en bois traditionnels. Bien que je ne puisse pas attester de la qualité parce que je n'ai pas vu de rapport GC, le parfum est divin !*

La valeur des exportations atteint actuellement un sommet de 12,6 millions de dollars américains[44], mais fluctue habituellement entre 8 et 12 millions de dollars. La rose représente environ 50% des exportations d'huiles essentielles hors de Turquie. Comme toujours, la France est son meilleur client en achetant environ 70% de toute l'huile de rose produite, les marchés européens et américains représentant la majeure partie du reste (22%).

Le Maroc

Comparativement, le Maroc est un producteur beaucoup plus petit, mais il est important parce qu'il fournit une grande partie des industries marocaines en absolu.

Principalement, nous trouvons la plupart des producteurs situés dans le sud du Maroc autour d'El Kelaa M'Gouna, à l'est d'Ouarzazate. Contrairement à l'image du « champ de pommes de terre » comme en Bulgarie, la plantation est beaucoup plus romantique avec des rosiers utilisés pour marquer les frontières des parcelles de terre cultivées le long des rives des rivières M'Gouna et Dra. Il s'agit probablement d'un retour à la première nécessité qui est de travailler à proximité d'une source d'eau naturelle pour la production d'huile. La rose marocaine fleurit fin avril, mais a un très faible rendement en huile, d'où le développement de l'absolu.

L'Arabie Saoudite

L'Arabie saoudite avec le Pakistan sont deux acteurs émergents des huiles essentielles. L'Arabie saoudite jouit depuis longtemps de sa rose de Taëf, mais ce n'est que très récemment que les investissements ont été orientés vers les producteurs en vue d'encourager les exportations.

Les parfumeurs de Taëf produisent une exportation annuelle d'environ 75 kilogrammes d'huile pure chaque année, soit 1,24 de plus que la Turquie en 1997.

La relation d'huile entre les États-Unis et les Arabes se poursuit comme dans l'huile brute ! Les États-Unis achètent environ 40% de l'huile de rose saoudienne produite, l'Europe occidentale environ 30%, le Japon 7%, les 23% restants étant répartis sur les marchés du « reste du monde ».

---

[44] *Données de 2012.*

Le Pakistan

Au Pakistan, l'accent est davantage mis sur Rosa centifolia. Ces dernières années, leur commerce de produits de base du blé et des cultures vivrières a connu des difficultés et le gouvernement appelle donc les agriculteurs à se tourner vers un stock plus rentable.

Le climat de Faisalabad produit des conditions de floraison fantastiques pour la centifolia tout au long de l'année. La plante moyenne produit 1000 g de fleurs au cours d'une année, ce qui en fait une culture très rentable

CHAPITRE SEPT

Significations et Effets des Couleurs de la Rose

Les différences dans les couleurs des roses fascinent les gens depuis des générations. Autrefois, des messages élaborés étaient communiqués par le biais de bouquets, chaque espèce de plante traduisant son propre vocabulaire. Les couleurs des fleurs font une différence dans le parfum d'une rose, mais aussi dans ses bienfaits médicinaux. On a l'impression que nous devrions avoir une variété d'huiles de différentes roses afin que nous puissions expérimenter et étudier d'autres propriétés, mais malheureusement commercialement, ce n'est pas viable. Un consommateur veut une huile de rose qui *sent* la rose... et au fil des ans, nous avons conditionné notre esprit à reconnaître une rose de couleur rose. Toute autre couleur ne se vendrait tout simplement pas.

Une façon d'exploiter l'énergie des couleurs de la rose est de faire une *essence vibrante de* rose. Ce sont des élixirs à base d'eau qui ont absorbé les énergies de guérison de la plante. De cette façon, nous pouvons fabriquer un remède qui correspond exactement aux défis émotionnels auxquels nous sommes confrontés. J'ai joint des instructions sur la façon de faire un élixir de fleur plus loin dans le livre.

Ici, nous examinons la signification et la vibration des médicaments qui poussent dans votre jardin.

- **La rose rouge**

Signification – *Amour passionné*

Vibration de guérison : Probablement la plus facile à retenir, c'est la couleur de l'effusion de sang, et de la même manière c'est l'essence qui nous aide à faire face aux blessures que nous aurions espéré avoir déjà guéri.

Ce sont les blessures qui, à la surface, semblent avoir disparu, mais en dessous, s'infectent et crient pour attirer l'attention. Sa médecine compatissante tend la main comme un baume pour la culpabilité qui sous-tend la perception de la douleur. Vous pourriez imaginer les parents qui ne peuvent tout simplement pas éteindre le deuil de leur enfant par peur d'un sentiment de trahison ; la douleur est réelle, mais leur perception de culpabilité les rend bien pires à gérer.

La rose rouge est un fil conducteur à travers les durées infinies de vie de l'être. Elle est éternelle et peut se connecter de manière intemporelle, sans être entravée par l'espace et le temps (rappelez-vous un endroit intemporel et sans place... ?). Ici, nous pourrions penser à la peur restante du TSPT[45] ou du chagrin, mais cela pourrait aussi parler d'une leçon karmique. Le type de mémoire qui appartient à une autre phase du développement de l'âme qui reste incontestée tout au long de cette incarnation ou d'autres.

Cette idée de « je ne peux pas regarder » de peur de perturber une douleur terrible est vraiment un mécanisme d'adaptation conçu pour supprimer les sentiments. Souvent, nous pouvons voir la dépendance, la compulsion et l'obsession combler le vide où cette douleur devrait être confrontée. Les stratégies de haine de soi s'empilent couche après couche et forment une trame de colère féroce mais l'énergie de la rose rouge sera extrêmement bonne pour la dissiper.

Le drame aussi, cette création de la dynamique « Regarde-moi, regarde-moi ! » s'inscrit dans l'évitement « Parce que je n'ose pas ». Cela peut se traduire souvent par un comportement sexuellement déviant et dangereux, du narcissisme, des compulsions sexuelles, la promiscuité. Les roses rouges peuvent diplomatiquement montrer les comportements les plus agressifs, alignant doucement la sexualité avec le chemin de l'âme et la retirant de l'arsenal d'armes en colère qui appartient à la tête. La rose révèle le traumatisme, l'ouvre doucement pour que l'esprit puisse le comprendre, puis nettoie et désinfecte silencieusement la blessure émotionnelle.

---

[45] *TSPT: Le syndrome de stress post-traumatique*

C'est l'énergie du chakra racine, le sexe et les fondations. C'est le portail de guérison des leçons apprises au cours des sept premières années de la vie, de la dépendance, de la sécurité et de la facilité avec laquelle les besoins émotionnels peuvent être satisfaits.

- **La rose jaune**

Signification : Joie, amitié et promesse d'un nouveau départ, mais cela peut aussi indiquer de la jalousie.

Vibration : C'est le remède d'urgence du chakra du plexus solaire ! Lorsque quelqu'un souffre d'un traumatisme, le choc dans les tissus finira par changer la façon dont le corps agit au niveau cellulaire, entraînant lentement des inflammations et des marqueurs de maladies chroniques. L'énergie de la rose jaune est un premier secours, une gifle pour arrêter le choc dans son élan. La rose dissipe entièrement le traumatisme avant qu'il n'ait une chance d'infecter.

- **La rose de couleur rose vif**[46]

Signification : Appréciation et douceur

Vibration : C'est vraiment la couleur de la conscience féminine telle qu'elle est aujourd'hui. C'est le « widget[47] » essentiel pour quiconque rêve de manifester un rôle altruiste, mais voit toujours son objectif s'éloigner.

La qualité de faire compter le temps peut être connectée ou pas à cette rose ! La rose rose (et aussi les huiles essentielles de *damascena* ou *de centifolia*) vous bottera sérieusement les fesses si vous perdez du temps ou le gérez de manière inefficace ; la médecine de cette rose peut être subtile, mais avec ses escarpins de 15cm sous ses pieds parfumés, vous la sentirez certainement quand elle vous fera mal. Si vous voulez manifester ce que vous voulez, alors la déesse sait que vous le *ferez* très certainement. Cependant, sachez que si la vie ne peut pas être plus remplie et accomplie, alors quelque chose devra partir. Assurez-vous de dire au revoir avec compassion et amour.

La rose de couleur rose est sororité, grâce et est reliée à votre place dans l'Ordre cosmique. Comment vous intégrez-vous dans le plan de l'univers et à qui pouvez-vous faire appel pour vous aider ? La Rose vous dira qui,

---

46 *Les roses de couleur rose (vif ou pâle) sont reliées à l'énergie du chakra du cœur*

47 *Widget : une extension d'application sur téléphone*

quoi, pourquoi où et quand, et il y a de fortes chances qu'elle vous présente également votre mission à vos pieds !

Préparez-vous à laisser ces jours de « vérification de Facebook toutes les 20 minutes » fermement derrière vous, car cette rose vous éveille à votre but ultime ; elle rassemble les coïncidences et elle augmente l'utilité de chacun de vos talents jusqu'à ce que vous surfiez sur la crête d'un raz-de-marée de rêves devenus réalité.

L'énergie de la rose rose fait ressortir tout ce que vous êtes né pour être.

- **La rose de couleur rose pâle**

Signification : Grâce, mais aussi « S'il vous plaît, croyez-moi »

Vibration : Avant qu'une véritable guérison puisse avoir lieu dans le cœur ou que le succès commence à se manifester dans votre vie, il doit absolument y avoir un semblant d'estime de soi. Cette rose porte la médecine de la vérité, ou peut-être la médecine pour ceux qui ont peur de ne pas être (ou n'ont pas été) entendus et crus. Nous pourrions penser aux scénarios dangereux d'abus, mais il pourrait en être de même pour une personne qui a été si gravement trahie qu'elle est complètement incapable de faire confiance. C'est un pur remède pour s'ouvrir à une nouvelle relation.

Tout de même, la confiance est un trait qui s'apprend. Elle se bâtit et prend de l'élan avec le succès. Au tout début d'un nouveau projet ou d'un nouveau rêve, il est difficile de faire entendre de nouveaux auditeurs... notamment parce que leur propre voix tremble de doute aussi ! La rose rose engendre la foi !

Cette rose est très bonne pour vous aider à aimer ce que vous voyez dans le miroir. Elle porte le don de l'acceptation et de l'amour de soi inconditionnel. Plus que cela, elle favorise la création de liens interpersonnels sains. Là où la rose de couleur rose vif attire les secoueurs qui peuvent vous aider à vous frayer un chemin ; la rose régit votre réseau de soutien émotionnel, ces personnes sur lesquelles vous pouvez toujours compter pour vous voir avec un regard compatissant et pour tempérer les effets des personnes négatives autour de vous.

Là où la rose rouge vous fait enlever le tapis qui a dissimulé les plaies infectées, la rose de couleur rose pâle est plus douce, libérant la douleur du cœur et les traumatismes comme un petit bateau qui va traverser l'étang doucement, il dérive simplement hors de vue.

- ### La rose verte[48]

Rarement vu. Il y a une rose verte, Chinensis viridiflora, mais je ne trouve aucune signification linguistique pour elle.

Vibration : C'est le chakra du cœur et le gardien de la passerelle de la douleur. Celui qui a claqué la porte quand quelqu'un l'a blessé et que la confiance, la compassion et l'amour ont été mis de côté dans le froid. La rose verte est le petit lutin prudent ouvrant la porte entrouverte et jetant un coup d'œil sournois pour voir si la côte est dégagée. Au fil du temps, la porte s'ouvre un peu plus et reste ouverte plus longtemps progressivement, ce qui permet aux émotions fanées d'entrer dans le cœur pour se réchauffer.

- ### La rose orange

Signification : Désir, Enthousiasme

Vibration : Il s'agit d'une médecine très claire et lumineuse pour le chakra de la gorge. Cette rose améliore la créativité, efface les blocages émotionnels et soulage la colère. Elle a une énergie assez jaillissante : imaginez votre mère à la remise des diplômes en train de jeter ses bras autour de vous avec fierté. Elle est heureuse, fougueuse et énergique ; vraiment dans l'instant, comme si rien d'autre n'avait jamais vraiment d'importance.

- ### La rose pourpre

Signification : Enchantement

Vibration : C'est l'énergie transitoire et transcendante du 3e œil. Une capture d'écran instantanée dans un autre royaume. Elle est intuitive, psychique et spirituelle.

- ### La rose blanche

Langage : Pureté, silence, innocence

Vibration : C'est la rose du chakra de la couronne, doucement nourrissante et compatissante. L'essence de la rose blanche engendre la

---

48 *Le chakra du cœur vibre sur deux couleurs : rose et vert. Les roses de ces deux couleurs vibrent au cœur.*

volonté de vivre et l'engagement de traverser les épreuves de la vie jusqu'à leur résolution.

CHAPITRE HUIT

Preuve de la Médecine des Roses Provenant d'Essais Cliniques

Comme toujours, je commencerai par rappeler **qu'un extrait d'huile de rose ne signifie pas nécessairement qu'une huile essentielle, ou même l'absolu, a été utilisé pour un essai clinique**. Au cours des pages suivantes, nous constaterons que des pétales, des cynorhodons, des extraits aqueux et éthanoïques sont tous utilisés. C'est simplement parce que la méthode particulière utilisée est considérée comme la meilleure pour isoler un certain constituant ou une action biologique afin de prouver sa valeur. Il est également important de se rappeler que, pour certaines études sur le cancer en particulier, il s'agit d'études préliminaires très précoces dans des tubes à essai et sur des rongeurs... **nous n'avons pas encore de remèdes éprouvés contre le cancer humain**. Rappelez-vous également que **tous les constituants chimiques de la rose ne passent pas par distillation ou extraction par solvant**, donc bien que cela nous aide à comprendre ce que la rose peut faire, **cela ne valide pas entièrement ce que *l'huile essentielle* ou *l'absolu* peut faire**. Pour moi cependant, il semble que nous puissions convenir que les médicaments à base de rose de souche en souche (damascena, centifolia, Cherokee, etc.) ont chacun la même étendue de propriétés dans une plus ou moins grande mesure.

La course est très clairement lancée pour trouver ces remèdes insaisissables contre le diabète, les maladies cardiaques et le cancer, et indépendamment du marketing que certains fournisseurs d'huiles essentielles font, il n'y a pas « d'*eux Vs nous* » avec les chercheurs cliniques ; lorsqu'il est prouvé que le constituant actif guérit le cancer, les sociétés pharmaceutiques le synthétiseront et le brevèteront et nous pouvons tous célébrer *ensemble*. S'il vous plaît, ne prenez aucune de ces notes comme la déclaration finale de guérison ... parce que pour l'instant... nous ne le savons pas encore.

Après vous avoir fait déprimer maintenant, permettez-moi de vous rappeler qu'à la fin du livre, vous saurez tout sur ce que les chercheurs cliniques font en lien avec les roses[49]. Utilisez ces informations à bon escient, sortez votre bouteille d'huile et mettez-la au travail. Rappelez-vous que les hommes en blouse blanche sont guidés par la MTC, les sagesses ayurvédiques et *Unani* ; c'est à nous de construire et d'élargir ces connaissances afin que les enfants de nos enfants puissent *nous* citer comme les guérisseurs qui leur ont donné leur inspiration pour la prochaine étape des expérimentations.

Concevez de nouveaux produits, fabriquez des bougies et des vaporisateurs pour remonter le moral des malades[50], sortez et faites chanter votre remède parce que ***nous*** savions depuis toujours que les émotions affectent le corps physique et que la pensée positive, le pardon et la libération de l'hostilité sont les meilleures armes que nous avons contre la maladie. Utilisez l'aromathérapie de cette manière... vous avez des années-lumière d'avance sur les laboratoires et effectuez un travail extrêmement important pendant qu'ils *nous* rattrapent !

Ainsi... qu'ont trouvé les hommes en blouse blanche jusqu'à présent... ?

1. Douleurs menstruelles

Je pense qu'il est probablement juste de dire que l'une des principales utilisations en aromathérapie, pour la rose, est comme tonique utérin. C'est un soulagement bienheureux des douleurs menstruelles, une véritable alliée dans le travail et la meilleure amie d'une nouvelle mère, car elle contracte l'utérus à une taille normale. En tant que thérapeutes, nous célébrons également la façon dont elle ancre ce sentiment de féminité que l'accouchement peut voler.

---

[49] *En date du mois de mai 2015. Date de publication de la version en anglais.*

[50] *Rappelez-vous de The Essential Oils of The Mind Body Spirit que nous savons maintenant que la sérotonine, molécule d'équilibre de l'humeur influence la façon dont les cellules cancéreuses voyagent dans le corps, par exemple.*

Les effets sur l'utérus sont bien documentés maintenant et bien que la plupart de ces essais attestent des effets de la dysménorrhée (règles douloureuses), j'ai trouvé que la rose était efficace, vraiment, dans tous les aspects de la menstruation. Il pourrait être utile de jeter un coup d'œil à certaines des autres façons dont la rose peut être utilisée ici :

- **Métrorragie :** c'est là que les périodes sont devenues irrégulières et ne montrent plus de cycle prévisible.
- **Ménométrorragie** : ces dames malchanceuses souffrent de règles trop nombreuses et très lourdes.
- **Polyménorrhée** : c'est à ce moment-là que le saignement tombe à des intervalles de moins de 21 jours, ce qui rend la fertilité presque impossible parce que la phase lutéale du corps, où le corps fabrique de la progestérone pour protéger une grossesse, devient presque inexistante.
- **Syndrome de douleur pelvienne chronique :** Un trouble complexe affectant les hommes et les femmes dans tous les aspects de la région pelvienne, de la douleur pendant les relations sexuelles aux problèmes de miction et d'excrétion et même pendant l'exercice.

En moyenne, la perte de sang menstruel devrait être d'environ 35-40 ml. Seulement environ 10% des femmes déclarent perdre plus d'environs 80 ml au cours d'un cycle. La médecine holistique a beaucoup à offrir ici parce que la ménorragie (flux menstruel trop abondant et trop long) et la dysménorrhée (douleurs survenant au moment des règles) sont des termes assez subjectifs, et vraiment, la médecine orthodoxe n'est pas très bien équipée pour traiter des choses qui ne sont pas de la science exacte ! Le terme n'est pas vraiment mesurable, **il se rapporte au *fardeau émotionnel* du flux**, ou à sa douleur étant plus que ce que la patiente sent qu'elle peut gérer confortablement. **Le National Institute for Health and Care Excellence (NICE)** définit les pertes menstruelles abondantes comme « *une perte de sang excessive qui interfère avec la qualité de vie physique, sociale, émotionnelle et/ou émotionnelle d'une femme* ».

Je vais commencer par citer un travail qui ne vient pas d'un laboratoire, mais plutôt d'une étude infirmière, faite sur de vraies dames, par l'un des aromathérapeutes les plus redoutables de notre génération. **Jane Buckle**, auteure de *Clinical Aromatherapy; Essential Oils in Practice* est à la fois une aromathérapeute et une infirmière et une écrivaine merveilleuse ! Potentiellement, elle a fait plus pour la lutte afin que l'aromathérapie clinique entre dans les environnements hospitaliers traditionnels que n'importe qui d'autre. Pour le grand nombre d'entre vous qui vous posez des questions sur des sources crédibles et dignes de confiance, Jane en est certainement une. Quiconque s'intéresse sérieusement à la compréhension de l'aromathérapie devrait lire au moins un de ses livres.

Dans un essai[51] réalisé avec l'École des sciences infirmières d'Ishkan en Corée, Jane démontre comment la rose appliquée par voie topique sur l'abdomen d'une série d'étudiantes a montré des réductions significatives de la douleur des **crampes menstruelles lorsqu'elle est utilisée avec de la sauge sclarée et** de la lavande par rapport aux sujets testés qui ont reçu une dose placébo. Je suis surprise de voir qu'elle a opté pour ***Rosa centifolia*** dans ce cas, car je pense que la plupart des thérapeutes pourraient plus probablement graviter autour de la *damascena*. Il est intéressant de voir que les résultats soient tout aussi impressionnants.

Un essai[52] effectué par l'Université iranienne des sciences médicales en septembre 2014 a mis en lumière quelque chose qui se produit souvent en aromathérapie, c'est-à-dire qu'une personne se fera recommander une huile, l'utilisera pendant quelques jours, puis perdra rapidement tout intérêt / foi dans le remède. Dans ce cas, trois groupes de femmes ont reçu des traitements à utiliser le premier jour de leurs règles sur deux cycles successifs. Le premier groupe a reçu de l'huile d'amande de massage avec un ajout de la *Rosa damascena*. Le deuxième groupe a reçu de l'huile d'amande vierge sans rose, le troisième a reçu l'instruction de s'automasser, mais de ne pas utiliser d'huile du tout.

J'ai été agréablement surprise de constater que la douleur était réduite dans *tous les* groupes au cours du premier cycle, je m'attendais à ne trouver aucun effet d'un simple massage sans huile ! Que diriez-vous de cela pour un témoignage sur le pouvoir du toucher ?!! L'effet du premier cycle était cependant faible et répertorié comme ***non significatif***. Cependant, lorsque le drapeau rouge a commencé à flotter pour le deuxième cycle, les sujets du groupe rose ont tous signalé des améliorations significatives de leur expérience avec la douleur.

Je pense qu'il s'agit d'un essai particulièrement important pour deux raisons : la première est que nous voyons la preuve que la médecine des huiles essentielles est douce, subtile, mais surtout ***cumulée***. Nous savons alors que nous devrons peut-être **utiliser la rose pendant un certain nombre de semaines avant de connaître des effets significatifs,** mais les effets sont alors répétés à court terme (et nous verrons à nouveau des

---

51 *Cet essai sur la douleur menstruelle sur Rosa centifolia peut être trouvé à l'adresse suivante: http://www.ncbi.nlm.nih.gov/pubmed/16884344*

52 *http://www.ncbi.nlm.nih.gov/pubmed/25254570*

preuves de cela dans des essais ultérieurs aussi). Mais aussi, cette idée d'«automassage » me semble importante. Une femme peut prendre soin de sa propre féminité, c'est l'autonomie dans le *vrai* sens du terme, mais c'est aussi un soulagement massif du fardeau des services de santé ; coûtant environ 7 millions de livres sterling par an, les douleurs menstruelles sont la deuxième plus grande raison des consultations et de références gynécologiques du NHS au Royaume-Uni.

Encore une fois, nous devons remercier les chercheurs iraniens pour la prochaine étude[53] : cette fois, ce sont les étudiantes du dortoir Kowsar à l'Université des sciences médicales de Tabriz. Toutes étaient célibataires et âgées de 18 à 24 ans, elles avaient un IMC[54] compris entre 19 et 24 et évaluaient leurs douleurs menstruelles sur une échelle comprise entre 5 et 8.

Chaque élève a reçu une enveloppe qui avait été choisie au hasard et qui contenait la rose ou *l'acide méfénamique,* le médicament -antiinflammatoire non stéroïdien- le plus habituel donné pour les douleurs menstruelles. Les capsules avaient été faites pour avoir l'air entièrement identiques et on leur a demandé de les prendre sur deux cycles consécutifs, à des intervalles de 6 heures pendant trois jours.

Les résultats de l'essai étaient presque identiques dans les deux groupes, une légère amélioration de la douleur au premier cycle et une expérience de la douleur significativement réduite au deuxième cycle, en particulier au cours des trois premières heures. Les traitements ont tous deux permis de réduire considérablement la douleur jusqu'au troisième jour, lorsque la douleur avait pratiquement disparu.

La rose offre alors un traitement de la douleur tout aussi efficace, sans les soucis d'effets secondaires que l'acide méfénamique synthétique peut causer... qui, soit dit en passant, est d'une abondance déconcertante !

---

[53] *Vous pouvez trouver cette étude sur Rosa damascena à : http://www.ncbi.nlm.nih.gov/pmc/articles/PMC3964428/*

[54] *Indice de masse corporelle*

2. Réduction de la douleur (postchirurgicale)

Mais ce mécanisme de douleur ne se limite pas à la douleur *utérine*. La rose semble aider dans la perception de l'inconfort physique même à travers le spectre[55].

La prochaine étude[56] est un essai interdisciplinaire magnifiquement détaillé par des infirmières de l'Université des sciences médicales d'Ispahan en Iran. Elles ont étudié comment la rose a été utilisée chez de très jeunes enfants (âgés de 3 à 6 ans) après avoir subi des chirurgies, afin d'évaluer la différence que les effets calmants de la rose feraient dans leur *perception* de la douleur. Les enfants ont reçu de l'huile essentielle de rose **à inhaler** et ont été comparés au groupe placébo qui avait reçu de l'huile d'amande à sentir. L'amande avait été choisie en raison de son inclusion dans d'autres essais comparables et aussi parce qu'elle n'a pas d'effets respiratoires qui pourraient fausser les résultats. Les résultats ont été très favorables.

Une à deux gouttes d'huile ont été mises sur des coussinets oculaires placés à 30 cm de la tête du patient (probablement sur leur oreiller) à des périodes de 3, 6, 9 et 12 heures après l'opération. (Ils avaient encore les contrôles postopératoires habituels tels que la sédation, les comprimés pour prévenir l'infection, la forte fièvre, etc.). La douleur a ensuite été évaluée 30 minutes après chaque dose d'huile d'aromathérapie, lors d'une observation de 5 minutes par un chercheur.

La première évaluation, dès l'arrivée, n'a montré aucune différence entre les groupes, mais après l'opération, l'équipe de roses a toujours signalé moins de douleur, et la différence entre les deux groupes devient plus dramatique à chaque évaluation.

À 3 heures, le groupe placébo a rapporté un score moyen de la douleur de 2,6, mais les patients traités par la rose s'en sortaient beaucoup mieux avec un score à seulement 1,03.

À 12 heures, le groupe placébo est laissé derrière avec un score de douleur moyen de 1,1, et le groupe de la rose ayant chuté avec un score de douleur de seulement 0,4.

Incidemment, il convient de préciser ici qu'il y avait un bon échantillon représentatif des différentes modalités de chirurgies impliquées dans cet

---

[55] *Alors peut-être pourrions-nous dire que la rose n'est pas seulement un tonique utérin, mais joue un rôle dans la réduction de la douleur, mais c'est difficile à savoir encore.*

[56] *Vous pouvez trouver cet essai à l'adresse suivante : http://www.ncbi.nlm.nih.gov/pmc/articles/PMC4387651/*

essai, du thoracique au gastrique, ce qui rend plus difficile de suggérer que les effets de l'huile de rose se produisaient en raison d'un effet tonique du système digestif, etc.

3. Troubles sexuels

Pour moi, c'est le plus glorieux des essais parce qu'il met en lumière à quel point la médecine traditionnelle et la médecine complémentaire sont devenues étroitement alignées. Plus important encore, je pense qu'il met en lumière l'effet de la rose sur la sexualité masculine par opposition à l'alignement féminin le plus habituel que nous voyons avec cette plante, et il examine également comment elle affectera un trouble *physique* avec ses racines dans le malaise émotionnel.

Ce qui est encore plus excitant, c'est que la recherche[57] a, littéralement, une portée mondiale allant des chercheurs sur la toxicomanie en Iran aux unités psychiatriques en Suisse et aux études sur la toxicomanie en Thaïlande.

Elle étudie les effets de l'utilisation de l'extrait de rose sur 60 patients masculins âgés en moyenne de 32 ans Chacun souffrait d'un trouble dépressif majeur (TDM) et se faisait prescrire des ISRS[58]. Les inhibiteurs sélectifs de la recapture de la sérotonine sont le type d'antidépresseur le plus couramment prescrit aujourd'hui. Le problème est que ces ISRS peuvent avoir des effets secondaires dérangeants et pénibles sur l'une ou l'ensemble des phases du cycle sexuel, tels qu'une diminution de la libido, une excitation altérée, un dysfonctionnement érectile ; les ISRS sont le plus souvent associés à une éjaculation retardée et à des problèmes d'orgasme retardé, voire absent.

Les participants ont rempli des questionnaires sur leur humeur et leur dysfonctionnement sexuel au début du recrutement initial de l'essai, à 4 semaines et à 8 semaines. Ils ont reçu une dose orale de 17 mg de citronellol de l'huile essentielle (2 ml par jour).

À quatre semaines, les effets commençaient déjà à devenir évidents. Le placébo et le groupe rose connaissaient tous deux une amélioration de leur humeur et une légère amélioration des symptômes sexuels. À 8 semaines, il y avait une différence significative entre les groupes. Alors que les deux

[57] *Vous pouvez trouver cet essai à l'adresse suivante :*

http://www.ncbi.nlm.nih.gov/pmc/articles/PMC4358691/

[58] *Une classe médicamenteuse de psychotropes, de type antidépresseurs*

groupes montraient des améliorations avec l'érection et l'éjaculation à la semaine 4 ; à la semaine 8, l'humeur et la fonction sexuelle se sont nettement améliorées dans le groupe des roses.

	A	**B**	**C**	**D**	**E**	**F**
Pulsion sexuelle	1.8	1.84	2.07	1.88	2.43	2.03
Érections	1.78	1.94	1.77	1.82	2.49	2.05
Éjaculations	1.89	1.92	2.01	1.88	2.71	2.20

Fig. 1. Clé :

Colonne A – Évaluation de base - rose

Colonne B - Valeur de référence du placébo

Colonne C - Rose de 4 semaines

Colonne D - Placébo de 4 semaines

Colonne E - Rose de 8 semaines

Colonne F - Placébo de 8 semaines

Donc, j'espère que les chercheurs en MTC reprendront cette étude maintenant et essaieront d'enquêter sur combien de ces hommes atteints de TDM souffrent également de spermatorrhée ... Serait-ce le début de la preuve du drainage du *Jing*, je me demande ?

Incidemment, je suppose que l'huile contenue dans ce traitement a été administrée dans une capsule d'huile essentielle. Je ne l'imiterais pas encore, ne serait-ce qu'en raison des implications financières de le faire (bien qu'il y ait clairement beaucoup d'autres considérations de sécurité). À une moyenne de 40 $ pour 2 ml, vous cherchez à accumuler une facture hebdomadaire de près de 300 $ et près de 2 500 $ pendant huit semaines.

Regardons les choses en face... le sexe devrait être assez époustouflant pour cet investissement vraiment, n'est-ce pas ?! Je me ferais masser à la place si j'étais vous. Je vous laisse la technique et le choix du lieu de massage !

4. Peau

Avec cette section, j'ai l'un de ces dilemmes : « où dois-je la mettre dans le livre ? » parce que le prochain rapport[59] traite du stress ***et*** de la peau. En fait, il s'agit de la façon dont une équipe de chercheurs a évalué les effets que le stress avait sur la peau d'un rat, a cartographié le processus physiologique et a ensuite examiné si la rose pouvait aider. La réponse courte est « Oh, oui !!! » La longue réponse avec laquelle je préfèrerais vous impressionner est la suivante...

Le stress augmente la libération de l'hormone adrénocorticotrope (ACTH) et aussi des glucocorticostéroïdes. Cela allume le feu dans l'axe de l'Hypothalamus, l'Hypophyse, la Surrénale (HHS) et provoque des effets inflammatoires dans de nombreux endroits du corps dont la peau (pour les besoins de cet essai) à cause de mégadoses d'adrénaline, noradrénaline et cortisol étant libérés dans le système pendant trop longtemps.

Il a été prouvé que la rose agit directement sur le cerveau augmentant l'activité dans une région appelée *noyau paraventriculaire hypothalamique* (PVN), réduisant ainsi ce déclenchement de l'axe HHS, puis inhibant également la fabrication des corticoïdes plasmatiques (qui se sont avérés être les méchants qui causent des troubles cutanés liés au stress). Il a été constaté qu'elle prévient la perte d'eau de la peau et augmente les niveaux de salive dans la bouche, ce qui *est vraiment* de l'hydratation, n'est-ce pas !

Mais la chose la plus incroyable à propos de cet essai est que la rose n'est pas utilisée localement ... Nuh-uh, même pas !

Tout cela a été réalisé simplement par leur inhalation de rose ! L'inhibition de la ***réponse au stress*** par ***inhalation d'une huile essentielle*** a eu un effet direct sur le trouble cutané lié au stress.

---

[59] *https://pubmed.ncbi.nlm.nih.gov/22167272/#:~:text=Inhalation%20of%20rose%20essential%20oil.concentration%20of%20cortisol%20in%20humans.*

5. Dermatite séborrhéique

Alors maintenant on aborde un rapport très concis qui explique comment « 0,01% d'extrait de pétales de ***Rosa centifolia***[60] » est développé par des dermatologues en Corée pour faire un shampoing pour les personnes atteintes de dermatite séborrhéique sur le cuir chevelu. En particulier, ils cherchent une arme contre le *champignon malessezia* qui cause tant de malaises faciaux.

Pour ceux d'entre vous qui ne sont pas familiers avec ces conditions, une forme de dermatite séborrhéique que la plupart d'entre nous connaissent est la croûte de lait. À mesure que le patient vieillit, la maladie a tendance à se présenter sur le cuir chevelu sous forme de pellicules, puis la rougeur et l'irritation se transforment en une desquamation accrue.

Il commence généralement sur le cuir chevelu puis se promène le long du cou jusqu'à ce qu'il se développe dans les sourcils, le long des plis sur le côté du nez, le visage et les tempes. La desquamation rouge peut être particulièrement gênante derrière les oreilles, où les flocons gras se coincent dans les cheveux du patient. S'il trouve son chemin dans les oreilles et le conduit auditif, on l'appelle *eczéma auriculaire,* assez curieusement. Vous pouvez également le trouver dans les plis sous les seins, les aisselles et l'aine et entre les fesses. Ce sont des zones *moites*, essentiellement, parce que l'eczéma est causé par une réaction des glandes sébacées.

Les scientifiques ont maintenant identifié que ce type particulier ou la dermatite a toujours un lien commun où cette spore *de levure malessezia* est présente sur la peau.

Les résultats de cet essai[61] étaient un peu mitigés, mais avec mes yeux d'aromathérapeute, il est facile de comprendre pourquoi : le shampoing semblait avoir un bel effet sur les lésions elles-mêmes, mais est décevant pour réduire la production de sébum à laquelle ils s'attendaient. La rose nourrit, mais n'assèche pas...

Monsieur le chercheur, j'essaierais le vétiver ou l'ylang-ylang dans ce mélange si j'étais vous !

---

[60] *Je ne sais pas si c'est de l'huile essentielle ou non, même dans le rapport plus long, ce n'est pas clair*

[61] *Essai sébbhorérique sur Rosa centifolia :*

http://www.ncbi.nlm.nih.gov/pmc/articles/PMC4252671/

6. Acné

Une discipline[62] interdépartementale intéressante a été menée par Yuangang Zu et al. En 2010 où ils ont évalué plusieurs huiles essentielles contre différentes bactéries. Il y a plus de mentions de cet essai dans la section des bactéries, mais ici il est utile de parler des effets de la **rose** contre ***Propionibacterium acnes,*** une bactérie considérée comme responsable de la formation de l'acné cutanée. Les huiles essentielles de thym, de cannelle et de rose ont montré les meilleures propriétés inhibitrices contre cette toxine gênante. Très légères variations entre l'efficacité ; la rose est arrivée en tête, mais de justesse. Croyez-le ou non, lorsque le temps de « mise à mort de la bactérie » a été évalué dans le tube à essai, chacune des huiles avait battu les bactéries en seulement *5 minutes* à une dilution de 0,25%.

7. Sècheresse de la peau

On a vu l'effet de la Rose sur l'acné, mais pour le reste, je pense que la plupart seraient d'accord pour dire que la rose est un traitement pour la *sècheresse de la* peau, que ce soit pour la traiter ou la prévenir. Des chercheurs[63] du Centre Médical Universitaire Allemand de Freiberg en ont discuté dans une étude de 2011 où ils ont essayé de déterminer non seulement quels extraits étaient utiles, mais aussi *pourquoi* ils l'étaient.

Ils ont déterminé que *l'absolu de rose* semblait contribuer à la différenciation des kératinocytes, en d'autres mots : comment les cellules protéiques de la couche de base de l'épiderme se multiplient puis gravitent vers la surface de la peau, permettant une croissance d'une peau nouvelle et fraîche et aidant à maintenir une structure cutanée plus forte et moins fragile et squameuse ?

8. Digestif - Constipation

Je serai brève. Des chercheurs iraniens[64] ont donné aux cochons d'Inde un extrait aqueux de *damascena*, ce qui a provoqué la contraction de leur iléon, et a conduit les chercheurs à suggérer que cet extrait pourrait valoir

---

62 *https://pubmed.ncbi.nlm.nih.gov/20657472/*

63 *http://www.ncbi.nlm.nih.gov/pubmed/20711260*

64 *http://www.ncbi.nlm.nih.gov/pubmed/25050281*

la peine d'être exploré comme agent laxatif. Bien que les effets aient été assez légers, il s'agit d'un laxatif délicat, plutôt que de l'approche dure que je préfèrerais éviter.

Mais....

Les rats coquins ont mis une clé importante dans les travaux, parce qu'environ neuf mois plus tard, une autre équipe en Iran les a utilisés dans leur essai afin d'enquêter sur l'extrait pour les problèmes gastro-intestinaux. Ils ont découvert que **l'intensité de la contraction intestinale était affectée par la quantité d'extraits que les rats avaient reçue**. De plus, il semblait s'agir d'un effet ***cumulatif***. Les quantités données étaient de 500 mg, puis de 1000 mg puis de 1500 mg. Chaque dose ajoutée semblait réduire davantage la contraction et donc le mal de ventre.

Habilement en 2013, cette étrange anomalie a été expliquée par Sadraei et al. qui ont pu établir **que c'était le dosage** qui avait fait la différence. Il n'y a pas de protection contre la mort des rats, car il est important de comprendre la suite : les rats avaient été tués, puis une partie de leur iléon avait été mise dans la solution de Tyrode pour la nourrir, ensuite ils l'avaient stimulé à l'aide d'électrodes. Des traitements à très faible dose de damascena, en *microgrammes*, avaient provoqué la contraction de l'iléon. Mais lorsque la dose a augmenté à *des milligrammes*, le muscle lisse s'est détendu et la contraction a été inhibée.

De toute évidence, énoncer le dosage ici est probablement excédentaire par rapport aux besoins, car l'iléon des rats pourrait être un peu plus petit que celui des humains avec grippe intestinale. De plus, l'expérimentation a été faite avec de l'extrait de rose plutôt que de l'huile essentielle, dans ce cas, je pense qu'il est sûr de dire qu'une autre goutte ou deux dans votre mélange pour les maux de ventre ne ferait pas mal du tout.

Enfin, les scientifiques ont essayé de déterminer quels constituants actifs faisaient tout le travail, et sont arrivés à la conclusion que le *géraniol* et le *citronellol* étaient les gros fusils que nous devons remercier.

9. Coliques néphrétiques

Oui, oui, je sais que les coliques néphrétiques ne sont pas les mêmes que les coliques normales... mais...ce sont des crampes abdominales, donc....

Cette recherche[65] ajoute du poids à l'idée de MTC que la rose affecte le méridien des reins. Elle a été menée dans une salle d'urgence

---

[65] *Je dois avouer que je ne suis pas aussi minutieuse que je devrais l'être avec cette recherche parce que le libre accès au rapport dit juste l'huile essentielle de rose mais ne donne aucune*

incroyablement occupée et a réussi à recruter un énorme nombre de participants atteints de coliques néphrétiques. Les 80 recrues ont été divisées en deux groupes.

Les deux groupes ont reçu le traitement orthodoxe standard : diclofénac sodique, 75 mg par voie intramusculaire. La moitié ont reçu de l'huile de rose et l'autre moitié un placébo. Leur douleur a ensuite été évaluée après 10 minutes, puis 30 minutes plus tard. Comme nous pouvons probablement le deviner maintenant, dix minutes plus tard, il y avait peu de différence entre les mesures de douleur des deux groupes, mais après trente minutes.... **Le groupe de roses était meilleur !** Leur douleur était significativement réduite par rapport au groupe placébo.

10. Antibactérienne

L'expérimentation[66] suivante a étudié les divers effets antioxydants et antibactériens de *damascena*. Mais je l'ai aussi trouvé intéressante parce qu'elle comprend à la fois de l'huile essentielle et de l'absolu et compare ensuite les constituants relatifs de chaque huile.

- o L'absolu contenait 78,38 % de phényle éthylique,
- o Dans l'huile essentielle et l'hydrolat, le citronellol et le géraniol constituaient un pourcentage beaucoup plus élevé de l'huile à plus de 55%.
- o Les niveaux totaux de phénols se sont avérés plus élevés dans l'absolu et l'huile essentielle que les niveaux trouvés dans l'hydrolat.

L'absolu et l'huile essentielle ont tous deux montré des résultats impressionnants dans la lutte contre les souches de :

- **Escherichia coli** (ATCC 25922) – Plus communément appelée E-Coli, cette bactérie vit dans l'intestin et est généralement identifiée dans les cas d'intoxication alimentaire.
- **Pseudomonas aeruginosa** (ATCC 27853) – Un agent pathogène désagréable qui se multiplie dans certains environnements, mais le plus souvent dans les hôpitaux, et a tendance à attaquer les personnes dont le système immunitaire est affaibli.

---

indication sur l'espèce, la dose ou la méthode d'administration. Mais il y'a un accès payant pour avoir accès à ce rapport particulier Si vous en ressentez le besoin, n'hésitez pas à vérifier sur http://online.liebertpub.com/doi/abs/10.1089/acm.2011.0941

66 *http://www.ncbi.nlm.nih.gov/pubmed/19688375*

- **Bacillus subtilis** (ATCC 6633) – Bactérie naturelle présente dans le sol, mais aussi dans le tube digestif humain, qui provoque des vomissements et de la diarrhée.
- **Staphylococcus aureus** (ATCC 6538) – encore une fois, cette bactérie existe naturellement dans les voies respiratoires humaines, mais est également responsable d'éruptions cutanées telles que les furoncles, d'infections respiratoires telles que *la sinusite* et *l'impétigo*, et de conditions beaucoup plus dangereuses telles que la *méningite, la pneumonie, l'endocardite* et *le syndrome de choc toxique.*
- **Chromobacterium violaceum** (ATCC 12472) – provoque des *lésions cutanées* et *des abcès cutanés* potentiellement mortels.
- **Erwinia carotovora** (ATCC 39048) – Un agent pathogène des cultures qui détruit les racines des plantes.

Un rapport[67] de 2010 publié dans ***Phytotherapy Research*** a mis un peu de chair sur les os sur la raison pour laquelle la rose était si efficace contre toutes ces horribles bactéries. Les chercheurs de l'Université de Szeged, en Hongrie, se sont intéressés à un phénomène connu sous le nom de ***Détection du quorum***, qui est la façon dont les agents pathogènes essaiment ensemble pour lutter assez fortement contre les antibiotiques. Apprendre à inhiber ce mécanisme de détection et d'essaimage est une grande partie de la capacité à surmonter le problème actuel des souches de bactéries résistantes aux médicaments et cette recherche propose des stratégies dynamiques pour surmonter les infections persistantes et non traitables. Les effets des huiles essentielles ont été évalués contre plusieurs souches bactériennes, y compris l'E-Coli.

Les huiles essentielles les plus efficaces se sont avérées être ***la rose, le géranium, la lavande*** et ***le romarin***. Les huiles d'eucalyptus et les huiles d'agrumes ont montré des effets modérés, mais par un processus physiologique différent. Dans la lutte contre à détection de quorum, la camomille, le genévrier et l'orange ont été jugés inefficaces.

11. Antidiabétique

En 2009[68], des rats malchanceux avaient un diabète induit et ont été chargés de maltose pour fausser les niveaux de la glycémie dans le sang.

---

67 *https://pubmed.ncbi.nlm.nih.gov/19827025/*

68 *Signes de diabète de Rosa damascena :*

Un groupe de rats a été traité avec *Rosa damascena* et les autres ont été administrés avec ***l'acarbose*** - un médicament utilisé pour traiter le diabète de type II et pour traiter le prédiabète dans certains pays. L'administration orale a considérablement réduit les niveaux de glucose dans le sang. Les chercheurs de la Kerman School of Medical Science en Iran ont déclaré qu'une enquête plus approfondie est justifiée parce que l'extrait de rose avait semblé supprimer l'absorption des glucides de l'intestin et aussi réduire les niveaux de glucose après avoir mangé.

12. Réduction des graisses

Ok, alors qui a son chapeau de biologie ? Parce que cette recherche… c'est quelque chose ! Et si vous êtes un monstre de gâteau comme moi, vous ***allez vouloir lire cette partie.***

En coupant court, des scientifiques[69] de Tochigi au Japon ont découvert que des extraits de *rosa centifolia* étaient capables d'isoler certaines enzymes dans le sang qui se synthétisent dans les lipides et qui nous font grossir ! La rose semble cibler cette *diacylglycérol acyltransférase* par préférence, puis l'inhiber, réduisant ainsi la quantité de graisse adipeuse que nous produisons. Le travail spécifique du tissu adipeux est de stocker la graisse afin de la transformer en énergie plus tard[70]. Fait intéressant, les chercheurs ont également pu montrer que la rose n'affectait ni l'activité hépatique ni l'activité pancréatique, nous savons donc maintenant que ce processus de stockage des graisses a réellement lieu dans le sang. Cela a conduit les scientifiques à soupçonner que ce sera un moyen utile pour traiter les troubles métaboliques.

Cela dit, alors que nous pensions avoir découvert la solution idéale par la guérison des plantes, l'univers de la médecine végétale se révéla étrange et très déroutant ! Et alors que nous pensions avoir peut-être trouvé l'élixir éternel pour avoir des hanches minces tout en gardant la liberté de manger des gâteaux, des *scientifiques cruels* du Centre de recherche en physiologie de Kerman, en Iran, n'ont qu'à aller gâcher ce plaisir. Pour leur donner leur dû, ils pourraient sauver les amoureux des gâteaux rouge velours d'une

---

http://www.ncbi.nlm.nih.gov/pubmed/19380218

69 *Vous pouvez trouver cet essai sur Rosa centifolia à l'adresse suivante :*

http://www.ncbi.nlm.nih.gov/pubmed/21538210

70 *Je me demande s'ils réaliseront que c'est parce que la rose a empêché le pic de glucides qui se transforme en graisse, d'après ce que nous avons vu dans l'étude précédente.*

crise cardiaque ou deux, mais cela me semble quand même un peu méchant de gâcher le rêve !

Cette fois, ils[71] ont utilisé des lapins pour démontrer leur concept et ont testé *Rosa damascena* et une plante appelée *Quercus infectoria*. C'était une nouvelle plante pour moi, c'est un chêne d'Asie qui fournit apparemment une médecine extraordinaire pas si différente de *damascena* en ce sens qu'elle est digestive et utilisée pour les problèmes de gynécologie ainsi que les maux de dents ! Les résultats ont montré que l'administration de *Rosa damascena* à un groupe de lapins ayant une hyperlipidémie réduisait l'efficacité du ventricule gauche du cœur et sa pression diastolique, les amenant à penser que **l'utilisation** de ***Rosa damascena* avec un régime riche en graisses *peut* conduire à l'hypertension.**

Donc, le tour de taille pourrait diminuer mes amis, mais il semble que nous pourrions également investir dans des appareils de mesure de tension afin de vérifier que notre tension artérielle ne monte pas en flèche aussi.

De toute évidence, il s'agit de deux espèces différentes de roses, mais le reste des propriétés de différentes espèces de roses semble si similaire que je pense que nous serions mieux de tenir compte de cet effet. Ce n'est pas un problème de tension artérielle effrayant, je ne pense pas, surtout parce que j'ai la taille de plusieurs lapins, même sans le gâteau d'hier, mais cela signifie que nous n'avons toujours pas trouvé un moyen de manger du gâteau en toute sécurité tous les jours non plus !!! *C'est complètement et totalement foutu !*

13. Épilepsie

Je me sens presque nostalgique d'écrire sur le prochain essai[72], parce que je l'ai mentionné dans mon livre *Le guide complet de l'aromathérapie clinique et les huiles essentielles du corps physique*.

Alors, nous avons des amis à quatre pattes épileptiques (des rats) parce qu'ils ont été injectés avec .... quelque chose de pas très agréable. Ils ont ensuite été testés en utilisant une variété d'extractions de roses, d'extraits éthanoïques, d'extraits aqueux et d'extraits chloroformiques.

---

71 *Si vous souhaitez télécharger le rapport dans Rosa damascena afin de pouvoir y coller des épingles... http://www.ncbi.nlm.nih.gov/pubmed/24163695*

72 *http://www.ncbi.nlm.nih.gov/pubmed/18819571*

La latence jusqu'à la première crise tonico-clonique[73] et les crises tonico-cloniques généralisées ont ensuite été enregistrées. Cela signifie qu'ils ont mesuré les écarts[74] entre la première et le reste des crises.

Indépendamment de l'extrait, les résultats étaient cohérents et montraient que les écarts latents entre les crises augmentaient.

On sait alors que *Rosa damascena* a un effet anticonvulsif. Quant à la façon dont cela fonctionne, et bien cela reste un mystère jusqu'à présent.

En 2008, une recherche a été complétée par l'Université Ferdowsi de Mashhad, en Iran, pour voir si la rose pouvait affecter l'apparition de crises précoces. Encore une fois, la recherche est menée avec des groupes de rongeurs qui ont des crises d'épilepsie induites par des électrodes sur leur cerveau. Ceux qui avaient reçu *Rosa damascena* avaient une période significativement plus longue jusqu'au début de la première crise par rapport au groupe témoin. Cela suggère que la rose ralentit la vitesse à laquelle les petits signaux électriques traversant le cerveau prennent de l'élan et provoquent une crise. On pense que cela est probablement dû à l'impact de la rose sur les récepteurs GABA – sur lequel nous reviendrons dans un instant.

14. Cardiologie

J'ai de nouveaux mots très cools qui se rapportent à la cardiologie, à utiliser dans vos études de cas :

- **Effet Inotrope** – La force ou l'énergie utilisée dans une contraction musculaire.
- **Effet Chronotrope** – C'est la vitesse de la fréquence cardiaque.

Sans surprise, étant donné les fortes associations de rose avec le cœur, les médecins en Iran[75] voulaient comprendre *comment*, exactement, la rose l'affecte. Ils ont pu établir que la rose stimule probablement les récepteurs bêta-adrénergiques. Ces récepteurs sont logés dans la membrane cellulaire

---

[73] *Le type le plus courant de crises d'épilepsie généralisée.*

[74] *Il s'agit de mesurer combien de temps il y'avait entre la 1e crise et les autres crises.*

[75] *Consultez le rapport à l'adresse suivante : http://www.ncbi.nlm.nih.gov/pubmed/23688388*

du cœur et sont affectés par l'adrénaline[76] et ainsi contrôler la réponse cardiaque liée au stress.

Il a également été constaté que la rose affectait les voies d'une enzyme **appelée 3-hydroxy-3 méthylglutaryl-coenzyme**. Son travail consiste à métaboliser les enzymes hépatiques dans les voies cétogène et mévalonate. Maintenant, la raison pour laquelle j'ai trouvé cette recherche intéressante est que la voie mévalonate reconnaît et enregistre les niveaux de cholestérol.

Le processus métabolique qui se produit lorsque **le corps n'a pas assez de glucose pour l'énergie** est connu sous le nom **de cétose** et est enregistré dans cette voie cétogène. Quand cela se produit, les graisses stockées sont décomposées, ce qui entraîne une accumulation d'acides appelés cétones dans le corps. Certaines personnes encouragent cette **cétose** en suivant un régime appelé régime **cétogène** ou faible en glucides. Fait intéressant : l'un des principaux traitements antiépileptiques utilisés aujourd'hui est le régime cétogène... et maintenant, nous constatons également qu'une huile essentielle qui s'avère efficace à la fois pour l'épilepsie et les troubles cardiaques peut affecter positivement cette voie[77]....

15. Foie

Très rapidement[78], des scientifiques indiens ont pu montrer que *Rosa damascena* protège le foie des rats, principalement grâce à ses propriétés antioxydantes.

16. Preuves précoces prometteuses sur le cancer

Accrochez-vous, parce que ce qui s'en vient va vous couper le souffle ... Littéralement.

---

[76] *Vous devez lire l'explication de l'axe HHS (HPA en anglais) dans l'essai sur la dermatite séborrhéique pour comprendre comment cela se déclenche*

[77] *Voici les données de cette pièce de puzzle particulière ! http://www.ncbi.nlm.nih.gov/pubmed/20038104*

[78] *http://www.ncbi.nlm.nih.gov/pubmed/23339694*

L'essai suivant[79] a été entrepris à Chennai en septembre 2014 pour étudier les efforts conjoints de Rosa *damascena* avec des nanoparticules d'argent dans la lutte contre le cancer du poumon.

Les cellules cancéreuses du poumon, l'adénocarcinome A459, ont été soumises à un mélange d'argent et de rose dans ce qu'on appelle un test MTT. Il s'agit d'un essai de couleur où l'ajout d'un nouveau mélange devrait démontrer l'activité qui se produit dans le tube à essai par un changement de couleur. Dans ce cas, les cellules sont passées du jaune clair au jaune brunâtre. L'activité a montré que la solution d'argent et de rose a commencé à entourer les *cellules cancéreuses en moins d'une minute*, puis a pris le dessus sur les cellules dans un laps de temps extraordinairement court.

Alors maintenant, c'est au tour de l'Égypte[80] de faire valoir leur rose, et c'est merveilleux de voir qu'ils se sont spécifiquement concentrés sur la rose de Taëf pour leurs recherches, mais ce qui est encore plus intéressant, c'est qu'ils ont comparé l'efficacité de différentes extractions sur les cellules cancéreuses, en particulier l'huile concrète et l'absolu.

Les huiles concrètes et l'absolu ont démontré une activité cytotoxique contre deux types de lignées cellulaires cancéreuses humaines : **HepG2** qui, vous devinerez probablement, est une cellule **cancéreuse hépatique** qui provoque des changements dans le foie et **MCF7** qui est une **cellule cancéreuse du sein**. En comparant l'efficacité de la rose, l'huile concrète a montré une concentration inhibitrice (CI50) de **16,28** et **18,09** µg/ ml, respectivement**. L'absolu était cependant plus efficace pour réduire l'activité**. La concentration inhibitrice d'HepG2 était de **24,94** et pour MCF7 de **19,69**.

Puis, en 2013, un superbe article[81] a été publie, toujours en Iran, sur les effets de *Rosa damascena* sur une cellule cancéreuse du côlon spécifique SW742. Le cancer du côlon est la plus grande menace de cancer aux États-Unis aujourd'hui. Les traitements orthodoxes tels que la chimiothérapie, la chirurgie et la radiothérapie ont tous leur propre ensemble d'effets secondaires ce qui aggrave le problème. La course pour trouver des traitements avec les plantes ici est alors farouchement compétitive.

---

79 *Vous pouvez trouver l'essai à l'adresse suivante: http://www.ncbi.nlm.nih.gov/pubmed/25312140*

80 *Ce document peut être consulté à l'adresse suivante: http://www.ncbi.nlm.nih.gov/pubmed/24101441*

81 *Je pense que vous apprécierez peut-être ce rapport: http://www.ncbi.nlm.nih.gov/pmc/articles/PMC4017490/*

Rosa damascena a donc été testée sur des cellules cancéreuses, mais aussi sur des fibroblastes[82] dans des tubes à essai.

Maintenant, qu'avez-vous appris quand vous avez lu sur la partie Extraction d'huiles essentielles ? Vous rappelez-vous que l'huile de rose passe par un processus appelé ***cohobation***, lorsque la partie soluble dans l'eau de *l'huile, incluant l'alcool phénolique et éthylique*, est laissée dans la première distillation, de sorte qu'elle doit être traitée à nouveau pour la remettre à nouveau ?

L'étude a révélé donc que *la partie soluble* dans l'eau de l'huile de rose provoquait **la multiplication des cellules (prolifération cellulaire)**. En revanche, les parties *non solubles* de l'huile ***inhibaient*** **la prolifération cellulaire**.

[82] *Fibroblastes : cellules principales du tissu conjonctif*

CHAPITRE NEUF

Les Effets de Rose sur le Mental

Je suis assez triste de dire que jusqu'à présent, il ne semble pas y avoir de preuve dans les domaines qui, à mon avis, sont les domaines les plus utiles pour la rose. J'espère passionnément que ce n'est pas parce qu'ils ne font pas l'objet de recherches.

Pour moi et tous les autres utilisateurs d'huile de rose avant moi, il n'y a pas d'huile qui équivaut à la rose pour apaiser le chagrin du deuil. Personne ne comprend encore la neurochimie qui se produit lorsque nous sommes en deuil ; je n'imagine pas que la connaissance est maintenant très loin, mais je ne peux m'empêcher de me demander à quel point les effets seront similaires au sevrage *de la drogue*, par exemple. Ou découvrirons-nous que le chagrin déclenche les récepteurs bêta adrénergiques du cœur... et nous savons déjà que la rose le fait aussi. Nous avons la certitude – mais nous n'avons aucune preuve à l'appui à l'exception de centaines d'années d'utilisation – que la rose aide à réduire le chagrin du deuil.

De la même manière, j'ai vu les effets étonnants de la rose sur le TSPT: elle ouvre doucement la plaie permettant à la couleur profonde de ramper vers le haut et être en simple contemplation pendant que la vivacité de la mémoire se dissipe.

Nous avons maintenant des preuves considérables des propriétés hypnotiques de la rose, de son impact sur les récepteurs GABA qui régissent l'anxiété et l'humeur, et également son effet sur la mémoire.

Nous reconnaissons également le TSPT par ses réactions de peur symptomatiques exagérées et les liens entre les *reins* et la *peur*, ainsi que les effets de la rose sur les *méridiens rénaux*. Il est clair qu'il manque encore beaucoup de pièces du puzzle, mais la vue globale montre un effet plus calmant et moins agressif.

Je vous *promets* absolument que la rose traite efficacement le TSPT, mais comment ce voyage se déroule exactement, nous ne comprenons toujours pas.

Voici ce que nous savons...

1. Détente

Nous commencerons par un essai assez direct et intelligent mené en 2009[83] par un chercheur thaïlandais au nom de T. Hongratanaworakit et son équipe, qui ont mesuré des indicateurs physiologiques de relaxation apportés par la rose. La pression artérielle, la fréquence respiratoire, la saturation en oxygène du sang, le pouls et la température de la peau ont tous été mesurés ainsi que les réponses psychologiques.

Le résultat sur le plan physique a montré que la respiration ralentissait et que la saturation en oxygène du sang et la pression artérielle systolique diminuaient. Quand leurs questionnaires psychologiques ont été analysés, le groupe « rose » a été décrit comme étant plus calme, plus détendu et moins alerte que les sujets du groupe témoin.

La conclusion de l'article cite : « *Ces résultats sont susceptibles de représenter un effet relaxant de l'huile de rose et de fournir des preuves de l'utilisation de l'huile de rose en aromathérapie, comme le soulagement de la dépression et du stress chez l'homme.* »

2. Hypnotique

En novembre 2006[84], il a été confirmé que *Rosa damascena* **affectait à la fois le système nerveux central** et **le cerveau** en provoquant une ***qualité hypnotique***. L'huile le fait **en inhibant l'activité de l'hypothalamus et de l'hypophyse** (voici à nouveau l'axe HHS). Cela a été évalué en traitant des rats par voie orale en utilisant de la rose, aux côtés d'un autre groupe

---

83 *https://doi.org/10.1177/1934578X0900400226*

84 *http://www.ncbi.nlm.nih.gov/pubmed/17205713*

témoin positif qui a reçu du diazépam et aussi d'un groupe témoin négatif qui a été traité avec une solution saline.

Ensuite, trente minutes après leurs traitements, les rats ont reçu des injections de pentobarbital pour ralentir leur cerveau, la durée de leur sommeil a été enregistrée. Ceux qui avaient été traités avec une version aqueuse de la rose ont connu des temps de sommeil plus longs similaires à ceux qui avaient été traités avec du diazépam. Ceux qui avaient reçu l'extrait chloroformique de rose n'ont pas ressenti d'effets hypnotiques. Cela signifie alors que c'est notre **huile essentielle originelle de rose**, et non l'extrait chloroformique fabriqué par les scientifiques, qui a eu l'effet le plus hypnotique sur les rats. De plus, ils dormaient plus paisiblement que ceux qui étaient « défoncés » au diazépam !

3. Conflit

Quand j'ai trouvé cet essai[85], j'étais profondément impliquée dans la recherche de preuves d'actions sur le corps physique. Je l'ai presque écarté (en partie parce que c'était vraiment complexe et que j'ai eu une attaque des paresses, mais surtout parce que mes petits rats ont passé un moment horrible avec cet essai... Alors, préparez-vous...) Quand j'ai fait défiler vers le bas pour l'ajouter aux notes sur la dimension émotionnelle, j'ai été frappée à quel point c'était important.

Il me semble que les principales conditions pour lesquelles vous utiliseriez la rose sont la dépression et l'anxiété, le chagrin, la ménopause, la SPM [86] et le TSPT[87]. Alors, qu'est-ce que toutes ces conditions ont en commun ? Je pense que c'est le mécanisme ***d'attaque émotionnelle***. Et vous ?

Je vais contourner un peu la souffrance animale parce que c'est assez bouleversant et vous pouvez toujours accéder à la recherche par vous-même si vous avez une peau plus dure que moi. Il s'agit d'un essai de 1999 où les rats ont été assez cruellement conditionnés en utilisant des chocs électriques comme punition pour boire de l'eau. Plusieurs huiles ont été évaluées (rose, orange, camomille et ylang-ylang) et elles ont été comparées au composant le plus scientifiquement admis, le diazépam. Avec le diazépam et la rose, mais pas les autres huiles essentielles, les rats n'ont pas été découragés par le fait qu'ils continuaient à être électrocutés et ces pauvres petites revenaient pour essayer de boire de l'eau. Ce fait de

---

85 *https://pubmed.ncbi.nlm.nih.gov/10928328/*

86 *Le syndrome prémenstruel*

87 *Les troubles du stress post-traumatique*

ne pas reconnaître qu'ils doivent éviter d'avoir un choc est considéré comme indicatif que les rats ont été sous sédation. En d'autres termes, ils ont été dopés dans le vrai sens du terme.

En essayant de déterminer quel processus le cerveau suivait, les scientifiques ont utilisé un antagoniste (en fait un *interrupteur*), du flumazénil, une injection qui inverse les effets des benzodiazépines. Chez les rats avec diazépam, cette pilule relaxante a détendu les rats dopés au diazépam et ils se sont rapidement réveillés et ont arrêté d'essayer de boire. Mais ce n'est pas la même chose pour les rats qui ont eu la rose. Étant donné que les chercheurs ont une excellente compréhension du fonctionnement du flumazénil (sur une certaine voie du récepteur GABA), ils ont pu vérifier que cet aspect **anti-conflit de la rose** fonctionne complètement sur une voie chimique différente (la compréhension de la voie que cela pourrait être reste encore insaisissable).

Plus tard en 2000[88], Umezu et al. se sont appuyés sur ces connaissances pour prouver que **la lavande a également les mêmes propriétés anti-conflit que la rose**. Puis, en 2012[89], ils ont fait une déclaration de grande portée selon laquelle « *les huiles essentielles d'eucalyptus et de rose ont **diminué le taux d'évitement** (nombre de réponses à l'évitement / nombre d'essais d'évitement) sans affecter le taux de réponse, indiquant qu'elles peuvent présenter certains effets d'action du système nerveux central. Les huiles essentielles de 12 autres plantes, y compris le genévrier, le patchouli, le géranium, le jasmin, la sauge sclarée, le néroli, la lavande, le citron, l'ylang-ylang, le niaouli, le vétiver et l'encens n'ont eu aucun effet sur la réponse d'évitement chez la souris.* »

Alors, qu'est-ce que cela signifie pour les découvertes sur les autres huiles essentielles ? Nous devrons attendre avec patience pour voir ce qu'il y a d'autre à dire. Intéressant cependant que les deux huiles que vous utiliseriez si vous voulez vous détendre, mais aussi augmenter la concentration et le focus soient le vétiver et l'encens.... pas de rats dopés avec ces huiles alors.

4. Mémoire

La scopolamine[90] est un médicament couramment prescrit, qui, fait intéressant, est dérivé de plantes. C'est un métabolite secondaire du genre

---

[88] *https://pubmed.ncbi.nlm.nih.gov/10928328/*

[89] *https://pubmed.ncbi.nlm.nih.gov/22086772/*

[90] *Vous pouvez trouver cet essai ici: http://www.ncbi.nlm.nih.gov/pubmed/24974980*

Soanaceae, également connu sous le nom de famille des solanacées. Il est généralement administré aux patients qui souffrent d'un certain degré de nausée, cela peut être dû à des vertiges, des problèmes gastro-intestinaux, y compris le SCI[91] et le mal des transports (où il peut être appliqué comme un patch).

Il peut avoir des effets secondaires pour certaines personnes allant des vertiges aux hallucinations et à l'arythmie. Les patients reçoivent un médicament parce qu'ils ont le vertige et sont étourdis, mais ce médicament les rend encore plus étourdis ! Le plus souvent, les gens trouvent que cela peut affecter leur mémoire. Le 29 juin 2014[92], des chercheurs en Iran ont découvert que les effets antioxydants de *Rosa damascena* étaient capables d'affecter les tissus cérébraux chez les rats qui avaient été traités avec de la scopolamine, et que la rose prévenait les déficits de mémoire que les médecins pourraient habituellement s'attendre à voir.

5. Mémoire et Alzheimer

Cette idée a été suivie un peu plus loin par des chercheurs du Département des sciences anatomiques et de biologie moléculaire d'Ispahan, en Iran[93]. Ils ont exploré la notion que dans les premiers stades de la maladie d'Alzheimer, l'hippocampe est vulnérable dans le rôle qu'il joue dans le stockage des souvenirs, mais pendant un certain temps, il y a un certain degré de plasticité dans les cellules, c'est-à-dire que les neurones du cerveau pourraient être remplaçables et capables de s'adapter et de se réparer. Des expérimentations comportementales avec des rats ont démontré que *Rosa damascena* était capable de provoquer la plasticité, ce qui les a amenés à suggérer que les suppléments de *Rosa damascena* pourraient servir de préventif dans la lutte contre la maladie d'Alzheimer et pourraient éventuellement améliorer les effets de légers problèmes de mémoire.

---

[91] *SCI : syndrome du côlon irritable*

[92] *Nous devons avoir la date complète ici parce que c'est mon anniversaire et donc c'est super excitant !*

[93] *Le résumé de cet essai peut être consulté à l'adresse http://www.ncbi.nlm.nih.gov/pubmed/24395280*

6. Anxiété

Un peu d'aromathérapie maintenant au lieu de tous ces *extraits* de rose absurdes. Il s'agit dans cet étude[94] de **l'inhalation** d'huile essentielle de rose par rapport à **l'administration orale** chez les rats. Trois groupes ont été analysés : un groupe témoin, un groupe avec un stress léger chronique induit et deux groupes de roses, un avec administration orale et un par inhalation.

Donc, le régime de ces rongeurs a duré 28 jours et à la fin, des échantillons du cortex cérébral ont été prélevés dans le groupe (lisez vite et peut-être que l'impact complet de la dernière phrase pourrait ne pas s'enregistrer !)

Lors de l'analyse, les niveaux de vitamine A, de vitamine E, de vitamine C et de β carotène *étaient tous plus faibles* dans le groupe témoin que dans le groupe stressé, mais ils étaient *plus élevés* dans l'un des groupes d'huile de rose. Il est intéressant de noter que les changements n'avaient pas eu lieu dans le groupe d'administration orale, mais seulement dans le groupe d'inhalation de la rose. De même, les lipides dans le sang s'étaient oxydés de manière significative dans le groupe témoin, plus encore dans le groupe avec stress léger chronique, mais les niveaux ont diminué dans le groupe d'inhalation de rose.

L'article fait alors un saut en disant que la dépression semble être causée par le stress oxydatif et que l'inhalation de *Rosa damascena* protège contre cette détérioration oxydative.

Un coup de chapeau très rapide à un essai très simple de 2004 où les rats ont été traités à des doses variables d'huile de rose par inhalation (1,0%, 2,5% et 5,0%), puis ont été envoyés dans un labyrinthe pour voir à quel point ils étaient stressés. À toutes les doses, les rats étaient tout à fait à l'aise de se précipiter dans le labyrinthe et d'explorer, par opposition à leur réponse habituelle de trouver un coin sombre dans lequel se cacher. 1% alors, les amis, j'aime quand je peux vous donner la preuve de réduire vos dépenses en huiles essentielles !!!

7. Anxiété et sevrage

J'ai déjà dit que l'une des équipes impliquées dans l'essai sur la sexualité masculine[95] s'intéressait principalement à la toxicomanie. Ce thème revient plusieurs fois tout au long des recherches que j'ai trouvées avec la

---

94 *Vous voulez des munitions contre les partisans de l'ingestion aléatoire d'huiles essentielles ? Pourquoi ne pas commencer par cet essai http://www.ncbi.nlm.nih.gov/pubmed/22484603*

95 *http://www.ncbi.nlm.nih.gov/pmc/articles/PMC4358691/*

rose. Cette fois, l'étude examine spécifiquement le sevrage de la morphine et la façon dont la rose affecte les récepteurs GABA.

Voici un bref récapitulatif de la *physiologie* pour vous : les neurotransmetteurs GABA (acide gamma aminobutyrique) sont quelques-uns des aspects les plus importants de notre système nerveux chimique. Ils sont responsables de l'excitabilité du système nerveux, mais aussi de la régulation du muscle lisse.

Dans cette recherche, l'administration intrapéritonéale[96] de l'huile essentielle a été faite et les effets de la rose ont été comparés, d'abord avec un contrôle placébo et ensuite aussi avec un groupe de rats qui avaient été administrés avec du diazépam.

La rose et le diazépam ont tous deux réduit le nombre d'épisodes de saut des rats. Au fur et à mesure que la dilution augmentait, d'autres améliorations ont été observées : à des dilutions de 5% et 20%, l'escalade et les torsions ont commencé à s'améliorer.

Lorsque la dilution a atteint le grand pourcentage de 40%, les rats ont cessé de se cabrer et leur claquement de dents a également diminué.

La seule chose décevante était que cette rose semblait n'avoir aucun effet sur la diarrhée causée par le sevrage.

Dans tous les cas, à l'exception de la diarrhée, la rose apportait aux animaux toxicomanes un soulagement similaire à celui du diazépam. Le seul domaine où le diazépam a pris le dessus était qu'il avait réduit les symptômes de ce problème de diarrhée, contrairement à la rose.

Je me demande comment ce remède miracle réduisait la souffrance de ces pauvres rats. Les chercheurs semblent plus qu'heureux que cela affecte les récepteurs GABA d'une manière ou d'une autre, mais pour l'instant, ils ne comprennent pas *de quelle manière elle le fait.*

Pour citer les auteurs de l'étude : « *En conclusion, il semble que l'activité GABAergique induite par les flavonoïdes de l'huile essentielle de Rosa damascena puisse atténuer les signes de sevrage de la morphine, mais d'autres études doivent être faites pour mieux comprendre ce mécanisme.* »

---

[96] *Dans la région intrapéritonéale, le ventre. Le péritoine, la membrane qui tapisse les parois intérieures de l'abdomen et recouvre les organes qui y sont contenus.*

CHAPITRE DIX

La Dimension Spirituelle de la Rose

Les chakras

Il n'y aura pas de surprises sur la guérison subtile de la rose. Elle équilibre le chakra du cœur et de la couronne. Ces centres énergétiques relient les corps éthériques de l'aura au corps physique. Lorsqu'ils sont en santé, ils tournent pour s'ouvrir et se fermer vitalisant les organes du corps. Ils peuvent cependant se bloquer dans l'ouverture ou la fermeture, restreignant ou surchargeant les organes avec des émotions qui ne nous servent pas.

Le chakra du cœur est situé, comme on pourrait l'imaginer au centre de la poitrine. Il est régi par notre capacité à aimer et à être aimé, mais des émotions comme le chagrin et de la colère l'affecte, ce qui se traduit dans le corps physique par des problèmes dans la poitrine, donc des difficultés pulmonaires et cardiaques en particulier. La meilleure démonstration de cette énergie au chakra du cœur serait l'amour, mais aussi le chagrin.

Le chakra de la couronne est plus complexe, car il nous relie à l'univers extérieur. C'est le siège de la connexion cosmique, c'est à partir de là que nous développons la compassion et l'empathie, mais aussi nous pourrions voir des problèmes avec la tête et avec le cerveau. Pour cette région de puissance, nous recherchons la paix, mais de la même manière, nous pouvons voir son opposé en guerres… La puissance d'Innana.

La Science de la Vibration

Tout dans l'univers a une vibration. Si vous retournez à l'école, vous vous souviendrez peut-être d'avoir appris comment les molécules vibrent toujours constamment les unes contre les autres. Les molécules les plus proches les unes des autres maintiennent un état solide, si plus éloignées elles rendent les choses plus fluides et ont donc un état liquide et les molécules les plus disparates prennent la forme d'une vapeur ou d'un gaz. La raison pour laquelle nous avons des solides, des liquides et des gaz est à cause de la vibration et nous appelons cette vibration ... **énergie.**

Tout dans la vie a une vitesse de vibration.

Plus quelque chose est pur, plus sa vibration est élevée. De la même manière, s'il y a un certain degré de pollution, la vibration est entraînée vers le bas.

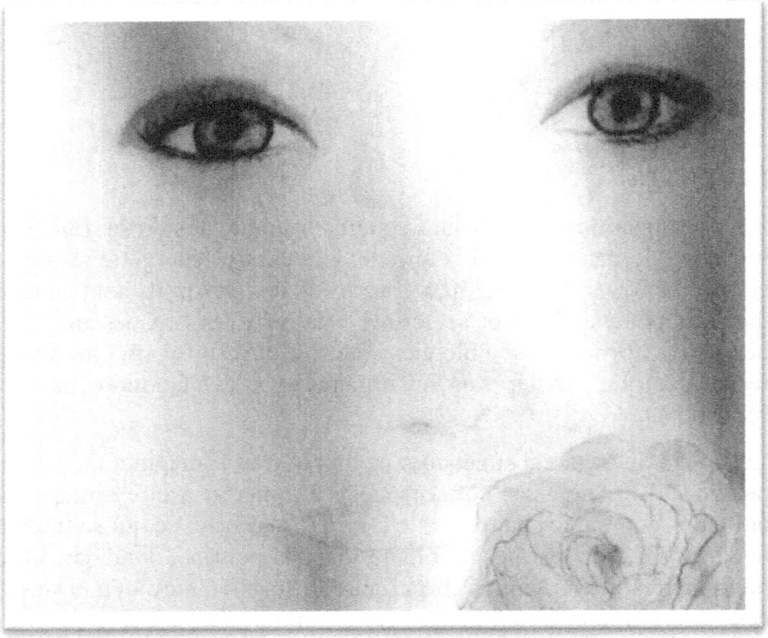

Droit d'auteur de l'image : Kathy Smiley Wild Woman Herbal 2015

À la fin des années 1990, un biophysicien du nom de Bruce Tainio a inventé une machine appelée Monitor BT3 qui mesurait les vibrations des plantes. Ses découvertes sont devenues une légende et le nom de Tainio semble synonyme de Gary Young[97] de Young Living Oils. Je ne sais pas quoi penser du fait que la recherche soit liée à une société pétrolière spécifique, au lieu d'être indépendante mais je ne pense pas que cela compromette la qualité de *ce* travail en soi.

On dit que les huiles essentielles ont produit la plus élevée de toutes les fréquences émises dans sa machine, avec les roses s'élevant bien au-dessus de toutes les autres avec une fréquence de 320MHz. La production du moniteur BT3 a été interrompue, mais il existe de nombreux autres arts métaphysiques qui soutiennent les résultats du moniteur.

- Le cerveau d'un génie résonne entre 83 MHz et 98 MHz
- Le corps et l'esprit sains standard vibrent entre 76 MHz et 83 MHz.
- Le rhume, la grippe et la maladie entraînent la vibration vers le bas jusqu'à 57 MHz à 63 MHz
- Les récepteurs du cancer vibrent à 42 MHz
- Les roses vibrent à une fréquence de **320 MHz**

L'idéal est donc de trouver un moyen d'élever notre vibration afin de nous élever au-dessus de la résonance de la maladie. La recherche soutient l'idée que la méditation, la prière aident avec ça, mais aussi se sentir heureux et rire. Si l'on en croit la recherche, les remèdes à base de plantes et de cristaux sont parmi les moyens les plus efficaces de le faire.

Les plantes travaillent toujours sur trois niveaux : **le mental, le corps et l'esprit**. Cependant, leurs propriétés sont habituellement très fortement orientées vers un ou deux niveaux plutôt que les trois en même temps. Je pense que c'est le cas avec la rose, en ce sens qu'elle agit sur les dimensions physiques et spirituelles, mais moins sur l'aspect mental. On dirait presque que la dimension mentale est comme un enfant conduit en laisse ! Probablement parce que l'une des principales propriétés de ce remède est qu'il garantit que **la tête écoute et suit toujours le cœur.**

La rose est un **remède de l'âme,** probablement même plus qu'un remède de l'esprit. Si c'est une phrase étrange pour vous, considérez que l'âme a beaucoup d'incarnations, mais que l'esprit n'en a qu'une. L'esprit est vraiment **l'essence de VOUS**, mais le chemin de l'âme concerne beaucoup

---

[97] *https://www.dgaryyoung.com/researcher-writer/*

plus la connaissance accumulée que vous avez acquise à travers **de nombreuses incarnations**.

Je pense que c'est précieux de considérer ce point, car ça vous aide à accéder à ces capacités innées apportées par vous *dans cette vie* à partir des vies précédentes. Cela vous aide également à saisir les traumatismes qui voyagent avec vous dans le temps. Potentiellement, le traumatisme d'origine appartenait entièrement à un autre être, et pourtant ses effets physiques peuvent encore vous tourmenter.

Considérez le chemin de l'âme comme un fil sans fin.

La naissance et la mort ne sont que des nœuds dans ce fil, mais la chaîne continue, collectant des données (bonnes et mauvaises) et les prenant d'une vie à l'autre.

La rose est extrêmement douée pour suivre ce fil ; elle vous aide à accéder à des talents et à des compétences qui viennent à vous facilement, et vous aide à comprendre pourquoi ils pourraient être importants, mais dissipe également les anciens traumatismes.

L'énergie guérisseuse de la rose vous rappelle *pourquoi* vous êtes ici et vous démontre à quel point *vos dons sont riches.* Cette plante médecine est très intelligente pour accéder aux souvenirs résiduels qui ont mis en place des modèles spécifiques de comportement. Elle vous permet de réinitialiser leur empreinte.

Souvent, il peut être tentant d'exclure les souvenirs douloureux parce que l'émotion peut être trop profonde et perçante.

Courage mon ami... C'est à l'intérieur de cette coquille d'inconfort que se trouve la perle de sagesse que vous avez été envoyé ici pour apprendre.

Vous souvenez-vous de cette vieille publicité Heineken « Rafraîchit les parties que les autres bières ne peuvent pas atteindre » ? Je pense que vous pouvez remplacer le mot Heineken par le mot rose. Sa guérison en douceur pénètre à travers la peau jusqu'à l'âme même, elle voyage à travers cette incarnation et les traumatismes de nombreuses générations auparavant. En vérité, la rose devrait être une porte d'entrée vers Dieu.

Jill Bruce décrit Rose Otto dans son livre *The Garden of Eden* comme suit : « (Elle) *permet de ressentir et de comprendre la présence de Dieu. Utilisée par les personnes ayant un lien spirituel avec le Tout-Puissant. Cette huile peut être utilisée pour apporter de nombreux types de guérison. Ses propriétés semblent être renforcées par la pureté du guérisseur. Elle a la capacité de se fondre dans la conscience humaine et d'amplifier ses propres capacités de guérison.*

Une goutte mélangée à d'autres huiles amplifiera également leurs capacités de guérison. Elle semble ajouter de l'énergie divine. »

CHAPITRE ONZE

La Magie de la Rose

Archétype

Les archétypes sont des modèles que l'on trouve dans la conscience universelle. C'est-à-dire que nous reconnaissons leur histoire indépendamment de notre religion ou de notre origine sociale. Rappelez-vous de Marie, Mère de Dieu considérée comme sainte et innocente, en comparaison à la tentation du serpent dans le jardin d'Éden, ou encore le Père Noël contrairement au Grinch ; ce sont des histoires qui suscitent de profondes reconnaissances dans notre psyché. L'éminent psychologue Carl Jung, a décrit les archétypes comme faisant partie de notre inconscient collectif et, en tant que tels, font partie de l'imagerie en art, dans les rêves et les religions.

Je trouve ces mythes très utiles pour comprendre la dynamique complète d'une plante.

Le mythe d'Isis

On pourrait choisir Aphrodite, Vénus ou Innana, mais je pense que l'aspect le plus complet de la rose est représenté dans l'archétype d'Isis. Encore une fois, une partie de la sagesse initiale sur laquelle nous devons nous appuyer à son sujet vient de Plutarque, qui nous a également rapporté l'histoire de Cléopâtre dans le bateau doré dans son poème « *De Iside et Osiride* ».

Il décrit comment Isis était la fille de Nut et Geb, déesse du ciel et le dieu de la terre. Isis, une des cinq enfants, allait embarquer dans l'une des relations les plus étranges jamais vues dans l'histoire. Elle est devenue l'épouse du roi bien-aimé, puissant et inspirant, frère/mari Osiris. Jaloux du pouvoir d'Osiris, leur frère Set entrepris un complot effrayant pour le tuer. Organisant un banquet très élaboré pour Osiris, Set apporta avec lui un grand cercueil magnifiquement orné et déclara que tout le monde dans le royaume devait l'essayer pour vérifier s'il est ajusté à leur taille. Osiris, jouant le jeu, s'allongea à l'intérieur, découvrant que le cercueil a été parfaitement ajusté à sa taille - à l'insu d'Osiris, son frère comploteur l'avait secrètement mesuré pendant qu'il dormait. Aussitôt, un couvercle lourd s'écrasa avec un crash effrayant sur Osiris, l'enfermant à l'intérieur. Set, joyeux du succès de son plan, envoya doucement le cercueil dans le Nil…

Pendant de nombreux jours, le cercueil a reflué, s'éloignant doucement d'Isis avec la marée. Il semblait voyager sans fin jusqu'à ce que soudainement, avec une grande force, il heurta un cèdre et devienne complètement établi dans le tronc.

Et pendant ce temps, de retour au palais, Isis était désemparée. Elle pleura son mari bien-aimé, angoissée pour le destin de son âme … Comment pouvait-il atteindre le pays des morts, se demanda-t-elle, sans un enterrement approprié ? Isis était remplie de détermination et d'indignation justifiée, partit en voyage dans le but de ramener le corps d'Osiris. Prenant la forme d'un oiseau, elle voyagea à travers le monde pour retrouver son bien-aimé. Après de nombreux mois de recherche, elle trouva le beau cercueil qui contenait son seul véritable amour. Osiris s'incarnant dans un arbre, Isis entama plusieurs aventures afin de le ramener à la maison. De retour en Égypte, elle le cacha de peur que Set ne le découvre.

Malheureusement, Set furieux chercha et trouva finalement Osiris, et le coupa en 14 morceaux les dispersant aux quatre coins du monde.

La pauvre Isis était malheureuse, mais ne s'est pas déclarée battue. Avec l'aide de leur sœur, Nephtys, et d'Anubis, ils parcoururent chaque centimètre du pays. Un par un, ils récupérèrent les morceaux qui restèrent d'Osiris, mais son phallus manqua, car il fut dévoré par un poisson.

Isis put donc récupérer 13 des 14 morceaux et comme Grande Sorcière, elle entreprit de « reconstruire » son amoureux Osiris. Elle forma un phallus doré géant pour compléter son chef-d'œuvre et avec l'aide de Thoth, elle rattacha le phallus à Osiris, puis entrepris un puissant rituel autour du corps, dansant et chantant l'Osiris démembré à la vie.

Puis, Isis se transforma à nouveau, et prit la forme d'un oiseau, le Milan cette fois et plana au-dessus du corps et conçut par magie un fils avec Osiris : Horus. Osiris fut envoyé ensuite au monde de l'au-delà en paix.

La médecine du mythe

Contrairement à d'autres plantes pour lesquelles nous cherchons *les vérités* dans les mythes, la *rose* est *l'incarnation* même d'Isis. Par son parfum, nous sommes connectés au féminin divin. Isis, fille de la déesse du ciel et du dieu de la terre, incarne - dans le sens le plus vrai du terme - l'Unité.

Contrairement à d'autres déesses de la nature, Isis a un côté obscur qu'elle ne craint pas d'assumer. Elle va conjurer, tromper et séduire et c'est la racine même de son pouvoir. Elle comprend que chaque partie de son être est magique et qu'il n'y a rien dans son essence qui existe sans but. Elle reconnaît que sa magie n'est pas complète sans l'élément masculin et elle doit l'endosser pour ramener Osiris à la vie. Son pouvoir est si extraordinaire qu'il peut vaincre la mort, mais il faut une union sexuelle pour y parvenir. Lorsque nous sommes séparés de notre sensualité, nous ne pouvons pas être entiers.

Isis comprend le sentiment de se faire enlever une partie de soi, et elle reconnaît que se diriger vers la mort sans guérir cet aspect ne peut pas être bon.

Elle trouve un moyen de guérir le chagrin, en communiquant d'une manière que même la mort ne peut compromettre.

C'est la première fois que nous entendons parler de la puissance majestueuse d'Isis. C'est **sa rage et sa grande colère qui exaltent son pouvoir, son but la porte**. De plus, au-delà de la fureur qu'elle ressent envers Set, elle a de la compassion envers son mari. Notez que la lumière et l'ombre existent toutes deux ici ; ces émotions sont presque une seule et même chose. C'est cette colère féroce qui pousse sa compassion vers l'avant, la connaissance innée que son mari doit avoir un bon enterrement lui donne la volonté de continuer.

C'est l'ouverture de son cœur qui la pousse dans sa quête.

Nous constatons évidemment le désir d'Isis à procréer, afin qu'Osiris ait un héritage, et la magie qu'elle accomplit pour y parvenir… *La magie d'une déesse bercée dans la puissance de la rose.*

Planète gouvernante : Vénus

Vénus représente - en astrologie - non seulement l'amour, mais aussi l'argent. De plus, elle représente ce que nous ressentons à propos de ces aspects. Elle régit nos sentiments à propos du plaisir, nos valeurs dans la vie, nos efforts artistiques et créatifs et nos goûts

Vénus est sociable, attrayante et délicieuse ! Elle se mêle et illumine toujours la pièce. Elle est érudite et expressive. Elle est passionnée et plus que sexy !

Élément : Air

Les plantes qui tombent sous l'élément grec de l'air se rapportent à leurs capacités mentales. Elles sont distantes et détachées, cools et artistiques. En équilibre, l'énergie de l'air est gentille, intellectuelle, communicative et sociale. Déséquilibrée, l'énergie devient égoïste, superficielle et vicieuse. L'énergie de l'air stagnante ou déficiente est insensible aux émotions des autres.

Géométrie sacrée

Ce qui est intéressant à percevoir à propos de la rose, c'est comment sa forme s'intègre dans la géométrie sacrée. Le placement des pétales, disposés comme un pentagramme se déploie sur le modèle de la séquence de Fibonacci : 1, 1, 2, 3, 5, 13, 18 …

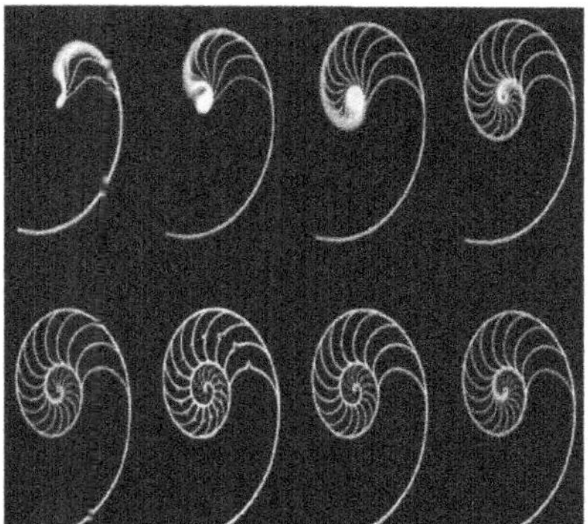

Chaque couche de pétales en a plus, mais le nombre avec lequel chaque couche augmente n'est pas accidentel. La spirale des pétales croît exactement de 1,618 à chaque cycle, le *nombre d'or*.

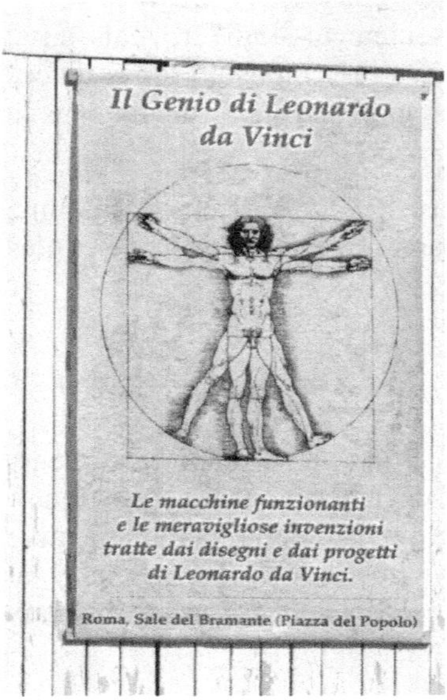

Des siècles d'études ont démontré que ce nombre d'or forme la géométrie des images les plus attrayantes pour l'œil. Il est présent dans les distances entre les traits de nos plus belles personnes, dans certaines des structures les plus impressionnantes du monde et dans la musique énigmatique aussi. Il est illustré dans le plus célèbre tableau de Da Vinci « *L'Homme de Vitruve* ». Pouvez-vous voir comment les lignes et les spirales dissèquent l'image ? Ce nombre d'or est le même dans la géométrie de la rose.

De manière fascinante, nous le voyons se montrer dans la nature encore et encore, dans la rose, mais aussi le tournesol, le coquillage et la fougère par exemple, les tourbillons en spirale, les vagues s'enroulant et se brisant et même les planètes orbitant autour de la terre. Étrangement, il faut 1,6 an à Vénus, la planète déesse de Rose, pour faire le tour de la terre !

Cela a conduit beaucoup de gens à suggérer que le nombre d'or est plus que de simples mathématiques, mais est en fait *la proportion divine de Dieu* : le nombre d'or est ***le prolongement de l'énergie la plus divine***. Très certainement, je trouve que ça s'applique à l'énergie de guérison de la rose.

La rose est intemporelle, illimitée. Elle a la capacité de traverser des vies et de provoquer des mécanismes de guérison dont la science ne peut que rêver.

Les souvenirs et les traumatismes peuvent fondre au cours de la vie, mais la rose est capable d'y accéder d'une manière qu'aucun outil chirurgical n'a la capacité de faire. Cela concerne peut-être les vies passées, mais c'est aussi un aspect qui concerne l'***homéopathie***.

L'un des principaux concepts de l'homéopathie est **le miasme : la prédisposition héréditaire d'une maladie**. C'est un sujet énorme en soi, mais c'est une façon d'expliquer pourquoi certaines familles peuvent être plus prédisposées à certaines maladies : Il existe plusieurs miasmes différents qui contiennent divers maux différents et on pense qu'ils sont dérivés d'un traumatisme ancien dans l'ADN de l'ancêtre. Selon l'homéopathie, des problèmes dans une famille tels que l'alcoolisme, la folie et les maladies cardiaques peuvent être attribués à une infection horrible contractée il y a plusieurs générations.

Le miasme syphilitique a pénétré dans une lignée lorsque la mère a contracté la syphilis pendant la grossesse et que la santé de son enfant a été gravement compromise. Au fur et à mesure que les générations se succèdent, chaque personne emporte avec elle un aspect de cette attaque paralysante initiale. Même un siècle plus tard, il peut être perçu. (Soyons clair ici que c'est la prédisposition d'un groupe de maladies et non une déclaration que quelqu'un a la syphilis !)

Représentant environ 15% de toutes les maladies, nous voyons des miasmes syphilitiques se présenter comme des maladies du système nerveux, du sang et du squelette ; les troubles psychologiques tels que l'alcoolisme, la dépression, les pulsions suicidaires et la folie prévalent. Vous pourriez également voir une perte d'odorat et de goût, la cécité, la surdité et des ulcères. Il est également associé à de nombreux troubles cardiaques, certaines éruptions vésiculeuses et des maladies qui ne semblent se manifester que la nuit (jambes agitées, insomnie, cauchemars, etc.).

Une disposition héréditaire envers certaines maladies et problèmes émotionnels devrait certainement vous faire réfléchir à travers ce livre ! Surtout quand je vous dis que *l'une des huiles pour couper le fil du miasme syphilitique est l'huile de rose.*

Souvent, la rose est utilisée comme un élixir (et ici je fais référence à l'eau vibratoire de fleur par opposition à l'huile essentielle). Ses meilleurs effets se trouvent dans la guérison émotionnelle afin de faire face à la tristesse, la dépression, la dépendance, les obsessions et l'automutilation. Tous ces mécanismes épouvantables que nous utilisons comme haine de soi dans cette condition humaine, résultant du déni de nos émotions et sentiments, du fait de les pousser vers le bas et de les dissimuler.

Les traumatismes d'origine physique, émotionnelle ou spirituelle peuvent avoir le même effet sur nous : nous nous séparons de notre cœur, nous nous fermons pour nous protéger de toute autre douleur, nous reculons, nous érigeons des barrières...

Nous développons des épines.

Peut-être que le traumatisme appartient à cette même vie et expérience, ou peut-être à une autre. Ces traumatismes n'ont même pas besoin d'être séparés par une mort *physique* non plus. Mon plus grand traumatisme appartient à une tout autre moi ; celle qui vivait avec un homme qui la battait et lui faisait honte à chaque occasion. *Ce moi* n'existe même plus, mais elle n'a pas non plus été incinérée ou enterrée. Elle et moi partageons la même peau, mais rien de plus. Et en fait, je peux remercier Rose pour la facilité avec laquelle j'ai perdu cette peau et en ai formé une belle nouvelle. Une peau psychologique et un teint du visage plutôt joli aussi !

La vibration de la rose

En Musique

Toutes les choses ont des vibrations et certaines se chevauchent.

Même si le symbolisme d'une rose rouge a une signification très profonde, ses propriétés curatives ne proviennent pas seulement de son huile, mais parfois, ils peuvent venir de l'imagerie et de la musique de ces roses aussi.

Ainsi, pour invoquer la puissance de la rose, nous *pouvons* nous asseoir les jambes croisées et respirer son parfum flottant à travers les rayons cosmiques, ou nous pouvons également nous connecter à sa vibration d'une autre manière.

Mon canal personnel se fait grâce à la musique, car j'entends les huiles essentielles comme des notes de musique. C'est très utile pour moi, car cela signifie que toute musique que je joue doit être en accord absolu avec les vibrations des huiles que je choisis. Cela m'aide aussi quand je mélange des huiles, car si je choisis une huile qui n'est pas harmonieuse, j'ai l'impression qu'un chat marche sur le piano !

La vibration de la rose est une note **C clairement retentissante**. Ça sonne riche et fort comme une cloche. Le **C[98] majeur** est probablement la première note que nous avons tous apprise au piano, du C moyen par les vis marquant le milieu du clavier jusqu'au C suivant. C'est ce second C qui est le son de la rose. Il est communément admis que les clés ont leur propre personnalité et Bob Dylan est cité comme décrivant le C majeur comme « *la clé de la force, mais aussi la clé du regret* ».

Chansons écrites dans la même tonalité de C

J'ai rassemblé cette liste un samedi matin dans le salon. *Toy Story 3* jouait à la télévision, un bel homme cuisinait du bacon dans la cuisine. Assise tranquillement, j'avais mes écouteurs et les larmes coulaient sur mon

---

98 *Note DO.*

visage. L'homme est juste entré, a secoué la tête et s'est moqué de moi. Mais ... jouez la liste et vous verrez pourquoi je m'émerveillais et pleurais. Celles qui suivent sont toutes des chansons écrites dans la même tonalité de C, dont je ressens les âmes, et qui démontrent les énergies de guérison de la rose.

- Cleverly C ouvre le bal avec la chanson envoûtante **de Bette Midler** sur l'amour, intitulée **The Rose**.
- L'appel aux bras compatissants de **Imagine de John Lennon** englobe entièrement cette jonction des énergies du cœur et du chakra de la couronne. Pur sentiment de paix de rose ; et j'aime l'idée que la rose semble transcender les religions (Innana, Aphrodite, Vénus, Marie...) et la barrière qui a amené la plupart des guerres.
- **Les Beatles** invoquent l'énergie de la rose à travers des incantations à Mère Marie dans **Let It Be**. Énergie rose...écrite en C.
- Je me prépare au défi pour écouter **Broken Strings de James Morrison** et pour essayer de ne pas voir une prescription de roses dans chaque ligne.
- Mon morceau de musique préféré de tous les temps**, Private Investigations,** de **Dire Straits**, peut sembler ne pas convenir, mais cet homme solitaire assit dans son bureau fumant et sombre, caressant son whisky avec sa douleur derrière les yeux.... blasé, cynique et usé par la vie. Oui, c'est entièrement une prescription de rose.
- Je pense que puisque nous cherchons à apprendre la médecine de la rose à travers la musique, il serait négligent de ma part de ne pas mentionner ***Because of You de*** **Kelly Clarkson**, même s'il est écrit en G[99] mineur. Ce niveau de colère et de méfiance justifierait certainement la prescription de la rose.

L'agonie de la médecine de la rose chante à travers les paroles de toutes ces chansons. Mais l'énergie de la rose c'est la naissance, la vie, la mort, la *renaissance*... il y a toujours une lueur d'espoir de couleur rose qu'on aperçoit très faiblement, mais qui commence bientôt à grandir et à inonder le cœur avec une perspective plus positive :

- Les lamentations ***Air Supply's All Out of Love***

  « *J'aimerais pouvoir porter ton sourire dans mon cœur*

  Pour les moments où ma vie semble si en bas

---

[99] *Note Sol.*

Cela me ferait croire ce que demain pourrait apporter

Quand aujourd'hui ne sait pas vraiment, ne sait pas vraiment »

- En attendant le printemps... Et comme ces premiers bourgeons de mai commencent à le montrer, la douleur n'est pas si aigüe que **Kelly Clarkson** martèle un autre hymne que je pense que chaque adolescent devrait apprendre à l'école ... Ce qui ne vous tue pas vous rend **plus fort**. « Grâce à toi, je pense enfin à moi... Juste moi, moi-même et moi ».
  Ce fil de dépendance finit par se briser... l'indépendance se libère enfin. Prenez une profonde respiration et remplissez vos poumons maintenant que tout l'espace s'est maintenant dégagé et que la douleur ait disparu.

Mais la rose ne concerne pas seulement la douleur... mais aussi l'espoir. De l'espoir pour demain, mais aussi l'espoir de découvrir à quel point vous pouvez être puissant. Trouver cette raison insaisissable pour laquelle l'univers a besoin de vous, et absolument personne d'autre ne le fera.

- **True Colors** de **Cyndi Lauper** commence avec :

  « *Toi avec les yeux tristes*

  Ne te décourage pas

  Oh je me rends compte

  C'est difficile de prendre du courage

  Dans un monde plein de gens

  Tu peux tout perdre de vue

  Et les ténèbres à l'intérieur de toi

  Peuvent te faire sentir si petit »

  Cette chanson répand positivement l'essence de rose : la confiance en la croyance que « *tes vraies couleurs sont aussi belles que l'arc-en-ciel* ».

- Vous voulez capturer des moments de soleil parfumé à la rose dans le jardin ? Montez dans la voiture, baissez le capot et sentez le vent dans vos cheveux.... Maintenant, faites jouer **Fragments of Time** de **Daft Punk** aussi haut que possible. Vous pouvez presque sentir le rosier des haies qui flottent dans l'air.
- OK. Prêt à danser ? Après tout, l'essence de rose élève notre vibration, mais le rire aussi, et je crois de tout cœur au pouvoir de la danse. Voyons ces hanches rouler à la samba sur **Dance into**

the Light de **Phil Collin**. Que diriez-vous d'un peu d'énergie vénusienne avec **Material Girl** de **Madonna** ou peut-être **Love is in The Air** de **John Paul Young**...

Rappelez-vous que ce à quoi vous pensez le plus est ce que vous attirez....

- Mais la finale doit toujours se terminer par une diva, et personne n'est même près de chanter un semblant de ce glorieux hymne d'espoir, **One Moment in Time** de **Whitney Houston.**
  Prenez vos brosses à cheveux... Chantez les filles !

  « Je veux un moment dans le temps

  Quand je suis plus que ce que je pensais pouvoir être

  Quand tous mes rêves sont à un battement de cœur

  Et les réponses dépendent de moi

  Donnez-moi un moment dans le temps

  Quand je cours avec le destin

  Puis à ce moment précis

  Je sentirai

  Je sentirai l'éternité »

Médecine intemporelle de la rose...

Pour l'amour de la déesse... ayons un peu d'espoir.

En Imagerie

Dans un espace plus calme et plus raffiné, nous trouvons une guérison contemplative d'un autre genre.

J'aimerais vous présenter les effets guérisseurs de la canalisation de l'imagerie des roses. Lancé par Sandy Humby, *Rose Alchemy* est le plus bel ensemble de cartes de roses. Chaque carte comporte un remède différent transmis à travers la photographie de la rose sur la carte avec une médecine énergétique en utilisant la méditation et l'intention.

Chaque photo a été prise par Sandy elle-même alors qu'elle parcourait la planète en apprenant les secrets de la rose. Dans chaque image se trouve l'énergie qui peut être invoquée de la rose.

Sandy m'a décrit comment, si l'âme n'a pas guéri avant de quitter le corps, alors elle devient coincée. De là, le corps prend l'empreinte énergétique du traumatisme et le porte à travers le voyage de l'âme. Merveilleusement, quand elle guérit, elle est capable de voir des fils suspendus à l'arrière du chakra du cœur. Et à partir de là, elle est capable de les tirer et les suivre afin de remonter jusqu'à l'endroit où l'histoire de la douleur a commencé.

Elle prend l'imagerie des roses, choisissant la plus appropriée, puis elle *plante* l'image mentale dans l'organe pour réaligner l'empreinte du corps. L'énergie de la rose reste là, pulsant et revitalisant l'organe, jusqu'à ce qu'il soit prêt à envoyer son énergie au cœur pour lui permettre de s'ouvrir à nouveau.

La sagesse de ces roses lui a été transmise à l'origine pendant la méditation. Quand elle les a reçus, on lui a dit qu'on lui donnait ces roses pour guérir la blessure de Magdalena. Je trouve cela fascinant. En regardant les anciennes déesses qui ont marché avec la rose, l'âge de l'émancipation féminine semble nous ramener à l'idée que les hommes et les femmes sont des co-créateurs avec leur divinité, et que la culpabilité sans fin que les femmes ont portée pour leur connexion avec leur sexualité est à sa fin. En 1969, l'Église catholique a admis qu'il n'y *avait* jamais eu de raisons d'appeler la Magdalena comme « pute ». Alors que la société commence à assimiler les femmes dans leur plénitude comme êtres sexuels et puissants, la rose suit son énergie de déesse encore.

Je dois profiter de cette occasion pour remercier Sandy non seulement pour l'utilisation de ses images, mais aussi pour la profondeur des connaissances qu'elle a ajoutées aux aspects symboliques du livre, en particulier l'œuvre du Nombre d'or.

CHAPITRE DOUZE

Recettes de la Médecine Traditionnelle

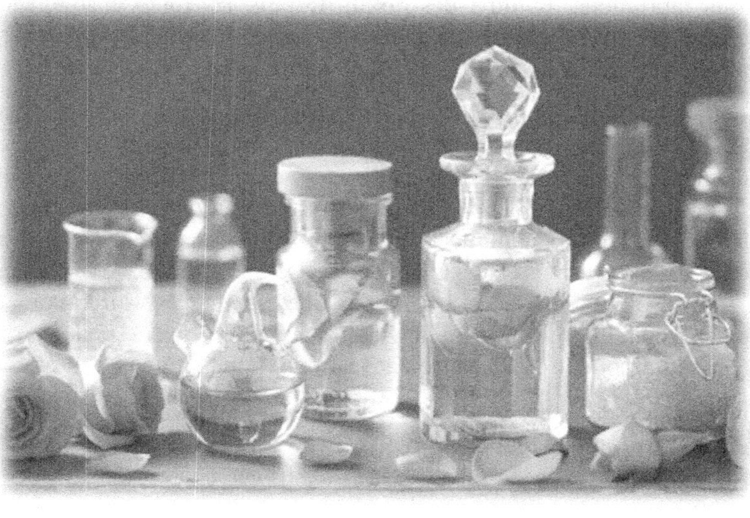

Comment faire une essence de fleur ?

Vous êtes peut-être tombé sur des remèdes de fleurs de Bach ou des élixirs floraux similaires. C'est une belle manière de transmettre la guérison vibratoire d'une plante.... et c'est moins cher que les huiles essentielles !

- Trouvez-vous un beau bol en verre et mettez-le de côté pour faire des élixirs floraux et rien d'autre.
- Vous aurez besoin d'eau. Le meilleur scénario possible est que cette eau coule près de l'endroit où votre plante a poussé. Ce n'est peut-être pas toujours possible, il est donc bon d'acheter de l'eau de source, mais l'eau du robinet a tendance à avoir trop de fluorure ajouté.
- Un entonnoir
- Une bouteille en verre foncé (125ml est une bonne taille)
- Alcool (au moins 40 %, comme la vodka)

Processus

Avant de faire toute cueillette, vous pouvez simplement vous connecter avec la fleur et la remercier pour la médecine que vous êtes sur le point de prendre. Parfois, étrangement et soudainement, vous pourriez avoir l'impression que ce n'est pas la fleur à choisir pour le moment, alors, suivez votre intuition et choisissez-en une autre de la même manière jusqu'à ce que vous en trouviez une que vous aimez.

Remplissez votre bol d'eau de source et placez-le parmi les fleurs que vous collectez, et laissez-le se réchauffer et se charger du soleil.

Nous fabriquons toujours des élixirs floraux les jours ensoleillés. Cela permet aux rayons du soleil d'aider à transmettre le message de guérison à travers les pétales dans l'eau. C'est ce qu'on appelle la *solarisation.*

Soyez très conscient afin d'éviter « d'imprimer une énergie » sur l'essence. Quand nous fabriquons un remède avec les huiles essentielles, il est utile de charger intentionnellement le mélange avec *amour*, mais pour les essences vibratoires, nous voulons absolument bénéficier des énergies de guérison de la *plante* uniquement. Laissez tomber les pétales sur la surface de l'eau, couvrant sa surface, puis laissez-les tranquilles : si vous les remuez, vous faites une infusion, pas une essence ! Assurez-vous que le bol est dans un endroit lumineux, où aucune ombre ne peut entraver la solarisation, puis trouvez autre chose à faire pendant deux heures !

Quand vous reviendrez au bol, vous pouvez enlever les fleurs. Pas de doigts ou de métal s'il vous plaît ! Les bâtons ou les cuillères en bois fonctionnent mieux. Ne touchez pas l'eau, car encore une fois, nous ne voulons pas *votre* empreinte dans l'essence, nous voulons seulement la vibration de la *plante*.

Remplissez la bouteille avec l'essence jusqu'à mi-chemin puis complétez avec de l'alcool.

Nous appelons cela « **l'essence mère** ». Nous l'utilisons pour remplir nos flacons de traitement, qui sont généralement de 20 ml (1 oz) avec de petits compte-gouttes de pipette.

Utilisez seulement sept gouttes de l'Essence Mère et remplissez le reste avec de l'alcool pour faire votre soin spécial essence.

Dosages

Mettez quelques gouttes dans l'eau, ou directement sous la langue, aussi souvent que vous y pensez, de préférence aussi loin que possible des repas.

Comme l'action est très subtile, il est facile de commencer le traitement à l'essence, mais ensuite d'oublier de le continuer, mais essayez de le faire pendant 21 jours si vous le pouvez.

L'herboriste Culpeper du 17e siècle nous donne d'excellentes instructions sur la façon d'utiliser les roses que nous trouvons dans le jardin européen. Il vante les vertus de la Rose de Damas et déclare que seules celle-ci et la Rose des haies ont des propriétés médicales.

« Les fleurs de la rose rouge commune séchées, sont données en infusions, et parfois en poudre, contre le débordement des règles, les crachats de sang et autres hémorragies. Il y a aussi une teinture élégante faite à partir d'eux en versant une pinte[100] d'eau bouillante sur une demi-once de pétales séchés, et en ajoutant quinze gouttes d'huile de vitriol et trois ou quatre drachmes[101] du sucre le plus fin en poudre, après quoi ils doivent être remués ensemble, et laissés refroidir tranquillement. Cette teinture, lorsqu'elle est versée clairement, est d'une belle couleur rouge. Elle peut être prise à la quantité de trois ou cuillerées, deux ou trois fois par jour, pour renforcer l'estomac et prévenir les vomissements. C'est également un remède puissant et agréable dans les décharges immodérées des règles et de tous les autres flux et hémorragies. » Culpeper

Comment faire des teintures

Les teintures sont des moyens populaires de prendre des remèdes à base de plantes, car elles ont une très longue durée de conservation et peuvent être facilement transportées dans votre poche. Alors, si vous devez prendre votre remède fréquemment, les teintures préservent la matière végétale

---

100 *473ml*

101 *Une monnaie*

dans l'alcool ; la vodka est généralement la liqueur de choix, mais tant qu'elle n'a pas de goût et qu'elle est à plus de 80%, le choix vous appartient.

Trouvez un récipient en verre ou en céramique avec un couvercle. Évitez le métal, car il réagit avec l'alcool et modifie les propriétés du mélange.

Le rapport entre les herbes et l'alcool varie selon qu'elles sont séchées ou fraîches.

Utilisez comme suit :

1. Ajoutez suffisamment d'herbes fraîches hachées pour remplir le récipient en verre. Couvrir d'alcool

OU

2. Ajouter 113g d'herbe en poudre avec 1 pinte (473ml) d'alcool (ou de vinaigre / glycérine)

OU

3. Ajouter 198 g d'herbes séchées à 1 litre d'alcool (ou de vinaigre / glycérine).

Remuez avec un couteau émoussé en veillant à ce que toutes les poches d'air soient dispersées.

Scellez bien le couvercle et placez-le dans un endroit sombre et frais pendant 2 semaines, en secouant régulièrement.

Lorsque le temps s'est écoulé, prenez un morceau de mousseline ou un torchon pour retenir toute la matière végétale et laissez le liquide s'infiltrer dans un bol au-dessus. Presser doucement.

Décantez la teinture dans une petite bouteille en verre foncé et scellez bien. Étiquetez clairement et gardez hors de portée des enfants.

Conservée correctement, une teinture a une durée de conservation d'environ cinq ans.

Comment faire des infusions

Les infusions sont des remèdes qui se boivent, un peu comme une tasse de thé. Mettez 2 cuillères à soupe de plantes dans un bocal, recouvrerez avec une eau bouillante et laissez infuser avec un couvercle pendant 4 à 6 heures. Cela pourrait être un bon moyen pour savourer un bon thé aux pétales de rose fait maison ! Vous pourriez aussi faire des infusions d'églantier, et qui seraient très similaires à la façon dont les roses sont utilisées en MTC ou vous voudrez peut-être en faire un remède doux pour refroidir les coups de soleil, etc.

Comment faire des décoctions

Contrairement aux infusions, les décoctions utilisent une ébullition rigoureuse comme moyen d'extraire les propriétés de matières plus tenaces telles que les bois et les épices. Ce serait certainement plus adapté aux églantiers qu'aux pétales, mais expérimentez et trouvez votre propre voie.

Utilisez une casserole lourde et environ 2 cuillères à soupe de matière végétale pour 1 tasse d'eau. Porter à ébullition puis laisser mijoter pendant environ 20 minutes.

Décanter et laisser refroidir à la température de boisson avant utilisation.

Comment faire des macérations

C'est l'une de mes façons préférées de « capturer la magie du jardin ». Il est clair qu'une macération ne sera pas aussi puissante qu'une huile essentielle, mais elle en fait une merveilleuse huile de support. N'importe quelle huile fera l'affaire, mais je fais habituellement mes macérations avec de l'huile de tournesol, cela dit, si vous suivez les principes ayurvédiques et Égyptiens anciens, l'huile de sésame pourrait mieux fonctionner.

Remplissez une bouteille ou un pot avec l'huile végétale. Remplissez-le de matière végétale, de pétales, d'herbes ou d'épices et assurez-vous qu'ils sont complètement recouverts d'huile. Laissez-le pendant un mois sur le rebord de la fenêtre au soleil. L'huile végétale y prend les huiles essentielles de la plante et vous avez une belle huile magique.

Selon les mots immortels de Robert Herrick : Rassemblez vos boutons de rose, pendant que vous pouvez... Car le temps sûrement passe.

Comment faire un cataplasme

Un cataplasme est souvent plus récemment appelé compresse. Il est utilisé pour placer des herbes ou des huiles sur la peau pour extraire les toxines et les poisons ou pour permettre aux herbes d'être en contact avec une plaie pour une guérison plus rapide. Les cataplasmes peuvent être chauds (pour ouvrir les pores) ou froids (pour les fermer à nouveau). En alternant le chaud et le froid, en ouvrant et en fermant les pores à plusieurs reprises, la toxicité est attirée à la surface. C'est utile en cas d'abcès ou même de vilaines imperfections par exemple.

Trempez un chiffon dans l'eau, ajoutez les herbes et placez-les sur la plaie. Cela peut aider de les panser pour les fixer sur l'endroit à traiter.

Note : Pour ajouter des huiles essentielles, ajoutez 3 gouttes à l'eau avant de tremper le chiffon. Essayez d'utiliser des températures extrêmes qui sont encore confortables, donc les plus chaudes ou les plus froides que vous pouvez supporter. Testez toujours la température de l'eau pour éviter l'échaudure.

- Compresses froides pour coups de soleil, températures ou brûlures
- Compresses chaudes juste parce que votre peau vous adorera pour cela !!

Comment faire du sirop d'églantier

Souvent, les teintures et les décoctions peuvent être désagréables pour les enfants. Un sirop est donc préférable, car il est doux et réconfortant.

« Ce sirop est une excellente purge pour les enfants, et il n'y a pas de meilleur médicament pour les personnes adultes ayant une habitude coûteuse, car une petite quantité de celui-ci prise chaque nuit gardera les intestins solubles et constamment ouverts. » Culpeper

Pendant la Seconde Guerre mondiale, le ministère de la Défense a publié des recettes de sirop d'églantier à tous les ménages britanniques. La méga dose de vitamine C était un messager bienvenu afin de se préparer aux hivers froids qui s'annonçaient.

- 900g d'églantier
- 2,5 litres d'eau
- 450 g de sucre granulé blanc

Voici la méthode de préparation :

- Porter à ébullition 1,5 litre d'eau.
- Émincez les églantiers avec votre robot culinaire et mettez-les dedans tels qu'ils sont. Pas besoin de faire plus, car ils seront tendus plus tard.
- Mettez soigneusement le fruit dans l'eau bouillante et attendez qu'il revienne à ébullition. Retirez votre poêle du feu et laissez les églantiers infuser pendant environ 15 minutes.

- Versez à travers un sac de gelée stérilisé / ou un carré de mousseline et laissez couler autant de sirop que possible
- Remettez la pulpe dans votre poêle et ajoutez 1 litre d'eau bouillante fraîche. Portez-le à ébullition à nouveau. Retirer du feu et laisser infuser à nouveau pendant 15 minutes.
- Répétez la même chose à nouveau.
- Maintenant, versez TOUT votre sirop dans une casserole propre, portez-le à ébullition à nouveau, laissez mijoter et réduisez à un 1 litre.
- Ajouter le sucre et faire bouillir votre mélange rapidement pendant 5 dernières minutes. Verser dans des bouteilles chaudes stériles et sceller immédiatement.
- Pour tester la consistance, mettez une gouttelette de sirop dans un verre d'eau froide : si elle se divise en morceaux, faites bouillir un peu plus longtemps. Si la goutte reste intacte, le sirop est prêt à peut être mis en bouteille dans un récipient stérilisé.

Comment stériliser les pots et les bouteilles

Utiliser uniquement des récipients en verre pour les remèdes à base de plantes. Laver à l'eau chaude savonneuse et bien rincer. Ne pas sécher à la serviette. Placer face cachée sur les plateaux ou plaques d'un four préchauffé à 150 degrés Fahrenheit / 65 degrés Celsius et laisser reposer pendant 20 minutes.

Pendant ce temps, faites bouillir les couvercles pendant 5 minutes.

Chauffez toujours vos bouteilles pour qu'elles respectent la température de votre liquide afin d'éviter les fissures.

Comment faire du sucre de rose

- Prenez des parties égales de pétales de rose et de sucre.
- Enlevez l'extrémité blanche de chaque pétale de rose parce elle a un goût amer
- Hachez finement les pétales de rose
- Placez un peu de sucre dans un mortier Pilon et pilez les pétales dans le sucre.
- Utilisez le sucre immédiatement si vous voulez qu'il soit aussi rose ; sinon, conservez-le dans un récipient hermétique où il se

conservera pendant environ six mois. Le lendemain cependant, les pétales seront devenus bruns. Cela fonctionne toujours magnifiquement mélangé dans des gâteaux, et plutôt que ce parfum rosé éthéré, il se transforme en note fruitée plus rose musquée.
Donc, c'est beau pour cuisiner avec, ou à ajouter à une belle tasse de thé très raffiné.
Le plus impressionnant cependant c'est de tremper un verre à cocktail dans du blanc d'œuf, puis dans du sucre rose... Mesdames et messieurs, *c'est vraiment cosmopolite* !

Congee avec pétales de rose

Un grand merci à kaleidecope.cultural-china.com pour la recette de pétales de rose anti-âge suivante :

Mettez dans une casserole 80g de riz à grains courts, 15g de fruits de goji, 10 dattes et 15g de graines de sésame. Faites-les mijoter à feu doux jusqu'à ce que le mélange soit en ébullition, puis déposer 10 g de pétales de rose séchés.

Je dois admettre... congee avec les pétales de rose n'a pas vraiment fait flotter mon bateau, mais cette recette de bouillie de pétales de rose a définitivement mis du vent dans mes voiles !

Bouillie de pétales de rose

Préparez :

- 4 gousses de cardamome
- 70g de bouillie d'avoine
- 200ml de lait de coco
- 1 cuillère à café d'eau de rose ou 4 gouttes d'huile essentielle de rose comestible
- 2 cuillères à soupe de pistaches broyées
- Sirop d'érable à servir (facultatif)
- Pétales de rose cristallisés, à décorer (facultatif)

Processus

- o Écraser les gousses de cardamome avec le dos d'une cuillère et déposez-les dans le lait de coco. Porter à ébullition et baisser pour mijoter ;

- Ajouter l'avoine et cuire doucement pendant environ 8 minutes ;
- Bien remuer le mélange pour éviter de coller et agiter les graines.
- Lorsque l'avoine est bien molle, retirer du feu.
- Incorporer l'eau de rose ou l'huile essentielle et bien mélanger.
- Versez dans un bol et garnissez avec les pistaches broyées, un filet de sirop d'érable et des pétales de rose cristallisés, si vous voulez faire un effort supplémentaire !

Comment faire de la confiture de pétales de rose

« Il existe une conserve faite de fleurs non mûres, qui a presque les mêmes propriétés que le sirop ; il existe également une conserve faite avec le fruit de la rose sauvage ou de rose des haies, qui est très agréable, et d'une efficacité considérable pour le rhume et la toux » Culpeper

À préparer :

- 500g de pétales de rose fraîche
- 500g de sucre granulé blanc
- 1 litre d'eau
- Jus de 2 citrons

Processus :

- Identifiez les roses les plus parfumées du jardin. Assurez-vous que vos roses sont exemptes de pesticides et de produits chimiques.
- La confiture prendra la teinte de vos fleurs alors choisissez une seule couleur de fleurs, toutes rouges, ou toutes roses, etc. Surveillez les roses pour fleurir et coupez les têtes justes avant qu'elles n'atteignent leur plénitude la plus glorieuse !
- Triez vos pétales de rose et trouvez ceux qui sont plus beaux. Choisissez ceux qui sont vibrants, en santé, sont frais et robustes. Assurez-vous de bien laver tous les pétales pour éliminer toute saleté ou tous les insectes minuscules.
- Étalez les pétales de rose dans un bol puis saupoudrez-les d'un filet de sucre. Assurez-vous que chaque pétale est bien recouvert de sucre. Écrasez doucement les pétales avec vos doigts pendant que vous les mélangez soigneusement avec le sucre.

- Couvrez bien le bol avec un film alimentaire et placez-le dans le réfrigérateur pour la nuit afin que l'odeur des pétales de rose ait la chance de vraiment infuser dans le sucre.

Jour 2

- Placez une petite assiette au congélateur pour la refroidir
- Versez le reste du sucre dans une casserole avec de l'eau et du jus de citron.
- Chauffez doucement le contenu en remuant tout le temps.
- Juste avant que le mélange n'atteigne le point d'ébullition, ajoutez soigneusement les pétales de rose et le mélange de sucre. Il est important de continuer à remuer tout le temps. Assurez-vous qu'aucun pétale n'est laissé au le fond de la casserole
- Mijotez régulièrement pendant environ 20 minutes, en vérifiant et en remuant en tout temps.
- Maintenant, portez la casserole à ébullition. Après environ 5 à 10 minutes, vous verrez que le mélange commence à épaissir.
- Retirez l'assiette froide du congélateur et déposez-y une petite quantité de confiture.
- Si la confiture conserve sa forme, elle est prête. Donnez-lui un petit coup de pouce doux pour vous assurer qu'elle est vraiment solide.
- Laissez la confiture refroidir un peu dans la poêle. Après environ 15 minutes, versez-la dans des bocaux stérilisés.
- Lorsque c'est complètement refroidi, mettez des couvercles dessus.
- Étiquetez avec la date. Les pots dureront 4 mois s'ils sont conservés non ouverts au réfrigérateur.

CHAPITRE TREIZE

Recettes d'Huiles Essentielles

Peau sèche[102]

- 100mls Hydratant vierge
- Rose x 1
- Géranium x 1
- Cardamome x 1

Peaux sensibles

- 100mls Hydratant vierge
- Rose x1
- Mélissa x 1
- Camomille x 1

Hydratant pour rajeunir la peau après le stress

- 100mls Hydratant vierge
- Rose x1

---

102 *Comme toujours, je vous rappellerai qu'il n'y a pas de détails sur la façon d'utiliser les huiles essentielles ou sur des applications particulières dans ce chapitre. Ce point est largement couvert dans mon livre « The Complete Guide to Clinical Aromatherapy » et « The Essential Oils of The Physical Body » qui sont disponibles en téléchargement gratuit sur Amazon (une version payante est également disponible en livre de poche). Ces livres sont disponibles seulement en version anglaise au moment de la publication de ce livre. Vous pouvez trouver des références gratuites en français comme sur ce site web : https://www.passeportsante.net/portail/huiles-essentielles*

- Basilic sacré x1
- Encens (Frankincense) x2

Hydratant pour reconstituer la peau après une maladie

- 100mls Hydratant vierge
- 2 c. à thé d'huile de support de camélia
- 2 c. à thé d'huile de support d'églantier
- Rose x 1
- Vétiver x 1
- Cardamome x 1

Mon gommage Spa préféré !

Je suis un peu accro au hammam et au sauna, parce que ça aide tellement mes poumons, donc j'ai une véritable excuse afin de quitter le travail pour me détendre dans le jacuzzi, ce qui est cool ! Ce serait assez laxiste de ma part de lésiner sur les produits, alors j'ai expérimenté avec différents gommages pour aider au processus de désintoxication. Celle-ci est la formule 27, oh oui cher M. Responsable des Taxes ! C'est le nombre de fois où j'ai dû aller au sauna pour perfectionner cette formule, ça apparait dans ma déclaration de revenus, mais quelque chose me dit que je devrais peut-être sourire incroyablement pour m'en tirer... !

À mon avis, ce mélange particulier est le dernier mot sur le bonheur de la relaxation et une peau délicieusement propre :

- 100g de sel de mer
- 25g de pétales de rose broyés
- 25g de résine d'encens (Frankincense)
- 1 c. à thé d'huile de support d'églantier
- 1 c. à soupe d'huile de support de bourrache
- Rose x 1
- Vétiver x 1
- Cyprès x 1

Crème Spa

C'est ce que j'utilise pour nourrir et conditionner la peau et renfermer l'humidité des huiles

- 100ml crème hydratante vierge
- 1 c. à thé de calendula

- 1 x vétiver
- 1 x patchouli
- 1 x rose

Soutien pour l'hypothalamus (utile pour le syndrome de stress post-traumatique)

- 100ml d'huile d'onagre
- Rose x 1
- Vétiver x 1
- Graine de cèleri x 1

Massez dans le haut de l'épaule et l'arrière du cou.

Problèmes de mémoire

Cette formule pourrait être utile dans les cas de la démence

- Rose x 1
- Mélissa x 1
- Lavande x 1

Mettez dans de l'eau tiède puis utilisez-le avec une belle flanelle chaude pour laver le visage du patient.

Yeux

- 25ml d'eau de rose
- Camomille matricaria x 1
- Angélique x 1

Faire des compresses de refroidissement pour les yeux.

Digestion

Il convient de répéter ici que 90% de la sérotonine modulatrice de l'humeur se trouve dans l'intestin. Il existe un lien très fort entre le stress et les problèmes de digestion. Je ne pense pas que ce soit un hasard si nous les appelons des maux de ventre ! Nous utilisons donc ici la rose pour ses propriétés digestives, mais aussi pour ses capacités calmantes.

Massez l'abdomen dans le sens des aiguilles d'une montre : sur le côté droit de votre ventre deux fois, au-dessus de votre nombril deux fois, sur le côté gauche deux fois et sous votre nombril *une seule fois* (pour ne pas trop stimuler la vessie). Faites ce processus cinq fois par jour, utilisez juste assez d'huile pour faire glisser votre main, ça sera suffisant.

- 3 c. à soupe d'huile de coco
- 1 c. à thé d'huile de sésame
- Rose x 1
- Cardamome x 2
- Coriandre x 3
- Gingembre x 2

Dysfonction sexuelle

Pour les hommes et les femmes. Utiliser 2 à 3 fois par jour, en frottant dans l'abdomen et le bas du dos.

- Rose x 1
- Jasmin x 1
- Noix de muscade x 1
- Damiana x 1
- Bois de santal x 1

Aphrodisie

Toutes les préparations d'huiles essentielles ne doivent pas nécessairement être adressées au traitement des maladies et des dysfonctionnements ... ! Elles peuvent aussi ajouter un peu de chaleur rose à vos câlins aimants.

- 2 cuillères à soupe d'huile d'amande
- 1 c. à thé d'huile de sésame
- Rose x1
- Orange x2
- Bois de santal x2

Douleurs menstruelles

Massez l'abdomen dans le sens des aiguilles d'une montre : sur le côté droit de votre ventre deux fois, au-dessus de votre nombril deux fois, sur le côté gauche deux fois et sous votre nombril *une seule fois* (pour ne pas trop stimuler la vessie). Faites ce processus *cinq fois par jour*, utilisez juste assez d'huile pour faire glisser votre main, ça sera suffisant.

Utilisez une *fois par jour, tout au long de votre cycle*. Incidemment, si une coagulation lourde est le problème, ajoutez une goutte d'HE de jasmin au mélange. Parce que je suis avare (l'ai-je mentionné ?!) j'utilise plutôt une macération au jasmin comme huile de base[103].

- 2 c. à thé d'huile de rose musquée
- Rose x 1
- Sauge sclarée x 2
- Lavande x 1

(J'aime aussi faire un petit sac en mousseline de pétales de rose et de feuilles d'alchémille et l'accrocher au-dessus du robinet quand je suis dans le bain !)

Sels de bain pour la nouvelle maman

Un beau mélange luxueux pour une nouvelle maman, du sel de bain pour ces premiers bains importants. Nous utiliserons la rose pour la dimension féminine, et pour aider sa blessure à se contracter Ajoutons de la carotte et du géranium pour aider son lait à bien couler et à réduire la douleur qui résulte du gonflement du lait dans ses seins ! Une petite goutte de lavande pour ses points de suture.

- 100g de sel de mer
- Rose x 1
- Géranium x 2
- Carotte x 3
- Lavande x 1

Enveloppez joliment votre pot d'huile avec un beau ruban pour un cadeau vraiment attentionné !

Huile corporelle postnatale

Cette huile est la quintessence du luxe, remplie de nos plantes de parfumerie les plus précieuses. Une nouvelle maman ne peut s'empêcher de se sentir magnifiquement bien avec les huiles, et elle appréciera également les avantages accrus de la liaison avec son nouvel enfant.

Sur un plan plus physique, après l'accouchement[104], nous voulons tous que nos mesures reviennent à leurs origines après ces neuf mois épuisants de

---

[103] *Recherchez « Huile capillaire au jasmin »*

[104] *N'oubliez pas qu'il y a un mélange pour l'accouchement dans mon livre gratuit The Complete Guide to Clinical Aromatherapy and the Essential Oils of the Physical Body qui a été conçu par*

croissance, croissance et croissance encore ; en fait, ce n'est pas très amusant quand cela commence à se contracter. Pour certaines femmes, ça peut être presque aussi douloureux que l'accouchement. L'allaitement maternel aidera, tout comme ces huiles. Sachez simplement que certains bébés n'aiment vraiment pas le « goût amer de la myrrhe » lorsqu'elle est en contact avec le lait, donc si le bébé commence à être difficile à nourrir, les huiles essentielles devraient être la première chose à adresser.

Faites exploser ça partout : Hydratez vraiment le corps après une telle épreuve !

- 100ml d'huile de rose musquée
- Rose x 1
- Jasmin x 1
- Graine de cèleri x 1
- Myrrhe x 1

Baume pour la poitrine

Nous avons tous besoin d'un peu de repulpage féminin de temps en temps, et ce remède est magnifique pour cela, mais c'est aussi spécifique pour les patientes atteintes du cancer du sein qui ont subi des brûlures par rayonnement de leurs traitements.

- 100ml d'hydratant vierge
- 1 cuillère à soupe d'huile de support de calendula (ou macération, si vous les faites pousser dans le jardin)
- HE de calendula x 1
- Rose x 1
- Camomille matricaria x 1

Jet refroidissant

Je l'ai utilisé pendant l'accouchement ainsi que tous les jours chauds de l'été dernier !

- Eau de Rose...

Fin de la recette !

Susan Mousley, ancienne présidente de la Fédération internationale des aromathérapeutes et sage-femme. Le mélange est utilisé dans une maternité du NHS dans les East Midlands.

Huiles pour l'évaporation

C'est quelque chose qui m'intéresse beaucoup ces derniers temps, principalement parce que je sais que je ne suis pas la seule thérapeute qui devient de plus en plus angoissée à être interrogée sur les remèdes contre le cancer. Je le répète encore une fois, nous n'en avons pas encore, mais la recherche montre que l'humeur a une incidence énorme sur la façon dont le corps guérira. Non seulement cela, mais je crois beaucoup à l'ordre naturel des choses, c'est que les gens meurent malheureusement ; donc, pour moi, le plus grand cadeau que nous puissions faire à certains patients en stade final est d'avoir une bonne mort, celle où ils ont l'impression d'avoir répondu à toutes les questions qu'ils étaient ici pour poser et que tout ce qu'ils veulent dire peut-être dit librement.

Vacances émotionnelles du cancer et aidez votre proche à se déconnecter de la peur, ne serait-ce que pour quelques instants.

Il s'agit d'un mélange paisible et sensuel, conçu à l'origine avec des patientes atteintes d'un cancer du sein pour mieux se connecter à leur féminité.

Utilisez ce mélange dans un évaporateur ou un diffuseur pour adoucir l'ambiance de la pièce.

- Citron x 3
- Rose x 1
- Bois de santal x 2
- Bergamote x 1
- Dipteryx odorata x 1

Violence conjugale

On estime qu'une femme sur trois et un homme sur six subiront une sorte de violence familiale au cours de leur vie. En tant que survivante, je connais de première main la dévastation que ce niveau de peur peut laisser en moi.

Maintenant que nous comprenons à quel point ce niveau de stress peut causer des dommages non seulement à notre corps émotionnel, mais aussi à notre corps physique, il est si important de trouver un moyen de soulever le tapis et de voir ce qui reste derrière. Bien sûr, il peut y'avoir les cicatrices physiques, mais aussi un manque d'estime de soi et de confiance, et si vous êtes comme moi, vous pouvez devenir complètement englouti par la haine de vous-même. Mon mari obtient **le premier Prix** sur l'excellent travail de réparation qu'il a fait sur moi (et 13 ans plus tard, je ne suis probablement pas encore tout à fait là), mais l'huile de rose obtient certainement la **deuxième place** ! Je dois remercier chaleureusement Marge Clarke de Nature's Gift pour l'idée de ce mélange, car elle a été assez généreuse pour m'apprendre que le ciste aide à éliminer les traumatismes.

- Rose x 1
- Basilic sacré x 1
- Ciste x 1

Anxiété et dépression

Ces émotions n'ont pas vraiment à être causées par un évènement en particulier, je ne pense pas. Jeudi dernier, je me suis réveillé avec une sensation de pur effroi. J'ai dû me rappeler délibérément chaque évènement de la veille pour essayer de déterminer quelle horreur m'était arrivée pour que je sois si inquiète de *quelque chose*... mais il n'y avait rien. Simplement de la chimie qui avait un peu mal tourné. Les problèmes commencent, bien sûr, quand la chimie devient permanente et que cet étrange état de peur émerge.

Un mélange standard pour **l'anxiété** pourrait être :

- Rose x 1
- Néroli x 1
- Camomille Romaine x 1

Le partenaire est parti !

Ce remède concerne le rejet en général parce que je pense que c'est une chose très dommageable qui peut arriver aux personnes. Ce n'est pas seulement l'émotion primaire ici qui peut être problématique, mais aussi les émotions secondaires telles que la trahison, la colère, la haine et la jalousie. Tous ces éléments finissent par empoisonner les organes.

- Rose x1
- Labdanum x1
- Tangerine x1

Mélange d'évaporateurs pour retrouver un sens et un but

- Rose x1
- Citron x2

- Pimenta racemosa x 1

Retrouver la patience

Savoir attendre que les choses se déroulent[105]

- Rose x 1
- Thym x2
- Benjoin x 2

[105] *J'utilise beaucoup cette huile évaporée lorsque je travaille sur le début d'un livre et je ne sais pas où la recherche va me mener.*

Conclusion

Une information intéressante qui est apparue au cours de mes discussions avec Sandy sur ce livre était que l'huile de rose était encore utilisée aujourd'hui pour oindre les rois et les reines. Elle a décrit comment l'onction était utilisée pour ouvrir le troisième œil comme un mécanisme pour aider le monarque dans sa sagesse à prendre des décisions. Pendant de nombreux jours, j'ai cherché et cherché pour essayer de trouver des preuves à l'appui, en fait j'ai même rédigé une lettre au prince Charles ! Finalement, j'ai pu trouver l'huile qu'elle a décrite et elle s'appelait Chrism (Saint chrême) qui, pour la plupart, est composée de myrrhe. Dans les églises orthodoxes grecques, cependant, elle a raison, le mélange comprend de la rose.

Dans mes nombreuses tentatives pour trouver des preuves définitives, j'ai également contacté un pasteur de l'église que je connais. Il a répondu très rapidement qu'il connaissait une huile décrite dans la Bible appelée Nard et puisque, dans ses mots « L'huile n'est que de l'huile à la fin de la journée », il a supposé que ce fût probablement cela qui avait été utilisé. (Le nard que Marie de Béthanie utilisait pour oindre les pieds du Christ n'est pas rose, ou chrisme, il est généralement accepté comme étant un nard.)

« L'huile n'est que de l'huile… » Cela me fait me demander ce qu'il pense que je trouve à faire toute la journée… Je ne suis pas très à l'aise de ne pas être d'accord avec un homme portant l'étoffe, mais sur ce point, je pense que nous devons différer !

Ces trois derniers mois ont été extraordinaires. Découvrir de telles quantités de données, répétées encore et encore tout au long de cinq-mille ans, ressemble à un privilège démesuré. La recherche sur la sexualité des hommes semble particulièrement importante, non seulement pour le merveilleux médicament que cela peut nous aider à donner aux gens, mais aussi pour la *preuve scientifique* que le corps physique peut également être affecté par les aspects émotionnels de notre remède.

Grâce à la rose, les petits bébés ont l'espoir de profiter de premières années de vie plus heureuses, car leurs mamans sont émotionnellement mieux équipées pour assumer leur nouveau rôle.

Les personnes en deuil continuent d'être soulagées de leur chagrin alors qu'elles absorbent le remède larmoyant des centaines de femmes cherokees qui pleurent leur perte.

Les toxicomanes auront une transition plus facile de la dépendance à la sobriété, grâce à la magie d'une plante[106]. On vient de percevoir tout cela et pourtant, comme les chercheurs grecs viennent de le découvrir... Nicolas Myrepsos le savait il y a 800 ans et l'a soigneusement documenté dans *About Antidotes*.

Grâce à la rose, les leçons de vie seront mieux assimilées et le traumatisme libéré.

L'anxiété est levée et le bonheur restauré.

Et quant au vieil adage de « Combien de femmes prémenstruelles faut-il pour changer une ampoule ? » les hommes peuvent ....

Non.... Ne leur dites pas ! Les fleuristes ont besoin de leur travail et j'aime les fleurs !

Alors, quelle est la magie des roses, je me demande ? Est-ce juste un doux signe d'amour ? Et mon ami pasteur avait-il raison, l'huile n'est-elle que de l'huile en fin de compte ?

Ou se pourrait-il que la déesse féminine exerce à nouveau sa puissance ? Se lève-t-elle et exploite-t-elle à nouveau l'énergie de sa plante sacrée pour exercer son pouvoir incommensurable ? Se pourrait-il qu'une plante soit le catalyseur pour libérer la médecine compatissante qui nous conduit hors de l'ère des Poissons vers la nouvelle ère éclairée et indépendante du Verseau ?

---

106 *Il y a une certaine égalité ironique selon laquelle, pour la plupart, c'est le cannabis, le pavot et le houblon qui ont commencé leurs problèmes en premier lieu. Même en médecine végétale, nous voyons la troisième loi du mouvement de Newton... pour chaque action, il y a une réaction égale et opposée... il vous suffit de découvrir où l'antidote pousse.*

Merci

Vous avez peut-être remarqué que ce livre de roses est dédié à *Suzanne*, parce que je voulais continuer ma tradition et reconnaître tous les Fans qui aident ma cause. *Su* est une savonnière qui utilise des huiles essentielles dans ses produits chéris. Très courageusement, elle soupçonnait que la médecine végétale l'avait aidée à vaincre le cancer, et la première fois que j'ai lu cela, ça m'a fait pleurer. J'ai pleuré encore plus en écrivant ce livre, et en recevant un message de sa part disant qu'elle avait un caillot de sang dans les poumons. L'univers semblait être entièrement contre elle, mais elle s'est battue, rassemblant des listes d'huiles anticoagulantes et… elle s'est améliorée ! Je suis très fière de l'appeler mon amie. Ce livre a pour but de lui dire merci pour son soutien et pour sa foi sans fin en moi en tant que guérisseuse. *Su*... Je suis tellement reconnaissante que l'univers ait cherché à te donner enfin une pause et j'espère ardemment que c'est vers le haut que ça t'amène.

Je suis fière d'exprimer ma gratitude à Neil et Pat Fletcher, mes « beaux-parents » pour les belles photos de roses prises dans leur jardin en France. Un énorme merci à Sandy Humby dont la sagesse de la rose et celle de l'émancipation féminine me laissent littéralement giflée. Si vous avez aimé les photos qu'elle a ajoutées au livre illustré, pourquoi ne pas vous offrir un paquet de ses cartes dorées enchanteresses pour profiter d'une dimension différente de la guérison des roses ?

Et enfin, à Lynda Jaffray, merci d'avoir toujours parlé sur Facebook et ce qui s'est avéré être un indicateur qui a changé la donne de votre suggestion de parler à Sandy ! Le prochain livre sur le basilic vous sera dédié xxx

J'espère que vous avez apprécié le voyage autant que moi. S'il vous plaît dites-le-nous ! Encore une fois, je tiens à remercier ceux qui ont revu mes livres et qui ont partagé et commenté sur les réseaux sociaux... Tout ça m'aide vraiment tellement et je ne peux pas vous dire à quel point je vous suis reconnaissante.

Enfin, si vous êtes un nouveau venu dans mon travail, veuillez également télécharger votre exemplaire gratuit *Guide complet de l'aromathérapie clinique et des huiles essentielles du corps physique*, il est disponible en anglais pour le moment, mais cela vous aidera vraiment à mieux comprendre l'aromathérapie en tant qu'art et vous permettra de traiter votre propre famille simplement, mais surtout en toute sécurité.

Ainsi... Je retourne au hangar pour écrire un peu plus sur le basilic (puisque ce livre de roses a fait dérailler cette première tentative), pour profiter des roses qui commencent tout juste à fleurir dans mon propre jardin et aussi sur mon inévitable pèlerinage à l'endroit que je considère comme le paradis sur terre – David Austin Roses. En attendant, sachez que je ne suis qu'à un message Facebook. Envoyez-moi vos questions, vos commentaires et, si vous le devez vraiment, des insultes sur :

facebook.com/TheSecretHealerWrites

Et nous aurons un joyeux bon rire ensemble.

Mais pour l'instant les amis, pour faire comme le lapin avec la carotte

C'est tout pour le moment ! Donnez-votre commentaire et au revoir xxx

Travaux cités

About Vibrational Healing. (2015). Retrieved 25 24, 2015, from Rose of Raphael.com: http://www.roseofraphael.com.au/pages/vibrational- healing

Acupuncture Today . (2015). Rose (mei gui hua). Retrieved 05 24, 2015, from Acupuncture Today: http://www.acupuncturetoday.com/herbcentral/rose.php

Amjad Ali, A. I. (Unlisted). Rogane Gul - Rose Oil -A Multi potent Uniani Preparation. Retrieved 25 24, 2015, from STM Journals : http://stmjournals.com/med/index.php?journal=AYUSH&p age=article&op=view&path%5B%5D=176

Arab News. com. (2010, 12 08). Oman's rose water: A history of tradition. Retrieved 05 24, 2015, from Arab News.com: http://www.arabnews.com/node/362465

Bach Centre. (2009). Wild Rose . Retrieved 05 24, 2015, from Bach Centre.com: http://www.bachcentre.com/centre/38/wildrose.htm

Bradley BF1, S. N. (2007, 12 02). The effects of prolonged rose odor inhalation in two animal models of anxiety. Retrieved 05 24, 2015, from Pub med: http://www.ncbi.nlm.nih.gov/pubmed/17689573

Bruce, J. (1994). The Garden of Eden . Magdelena Press.

Cherokee Rose (Rosa Laevigata, Jin Ying Zi). (2012). Retrieved 05 24, 2015, from http://www.chineseherbshealing.com/cherokee-rose/: http://www.chineseherbshealing.com/cherokee-rose/

Culpepper. (n.d.). Damask Rose . Retrieved 05 24, 2015, from Culpeppers Complete Herbal : http://www.complete- herbal.com/culpepper/damaskrose.htm

Davis, P. (1988). Aromatherapy and A-Z. Saffron Waldon: C. W. Daniel Company Ltd.

de Almeida RN1, M. S. (2004, 02). Anxiolytic-like effects of rose oil inhalation on the elevated plus-maze test in rats. Retrieved 05 24, 2015, from Pubmed: http://www.ncbi.nlm.nih.gov/pubmed/14751465

Desert Alchemy. com. (2015). Cliff Rose Flower Essence. Retrieved 05 24, 2015, from https://www.desert- alchemy.com/info/flower-essence/clro/

Down, J. L. (2008). Loving Flowers Rose Flower Essence . Retrieved 05 24, 2015, from The Loving Feast: http://www.thehealingfeast.com/FlowerEssence.cfm

Esoteric Oils. (Unlisted). Rosehip Oil. Retrieved 05 24, 2015, from Esoteric Oils: http://www.essentialoils.co.za/essential- oils/rosehip.htm

Fest Flowers.com. (2015). Green Rose. Retrieved 05 24, 2015, from Flower Essence Services: Bridging Body and Soul: http://www.fesflowers.com/fes-store/index.php?main_page=product_info&products_id=171 5

Filiberti, D. (2005). China. Retrieved 05 24, 2015, from Rose Gathering: http://www.rosegathering.com/china.html

Fletcher, J. (2008). Cleopatra The Great- The Woman Behind The Legend. London: Hodder and Stroughton.

FlowerExperty.com . (2015, 05 24). Georgia State Flower. Retrieved 05 24, 2015, from Flower Expert.com: http://www.theflowerexpert.com/content/aboutflowers/sta teflowers/georgia-state-flowers

Flowers of India. (Unlisted). Damask Rose. Retrieved 25 24, 2015, from Flowers of India: http://www.flowersofindia.net/catalog/slides/Damask%20 Rose.html

Fragrantica.com. (Unlisted). Taif Rose . Retrieved 05 24, 2015, from Fragrantica.com: http://www.fragrantica.com/notes/Taif-Rose-115.html

Goddess Guide. (2015). Isis The Egyptian Goddess. Retrieved 05 24, 2015, from Goddess Guide: http://www.goddess- guide.com/isis.html

Gray Crawford. (2014, 11). Isis - The Archetype of Love and Devotion. Retrieved 05 24, 2015, from Gray Crawford: http://graycrawford.net/2013/04/21/isis-archetype-of-love- and-devotion/

Hayward, M. (1997). The Roses of Taif. Retrieved 05 24, 2015, from Aramco World: https://www.saudiaramcoworld.com/issue/199706/the.rose s.of.taif.htm

Herbs 2000.com. (2015). History of The Rose. Retrieved 05 24, 2015, from http://www.herbs2000.com/flowers/r_history.htm

Hill, J. (2010). Isis and Ra. Retrieved 05 24, 2015, from Gods of Ancient Egypt: http://www.ancientegyptonline.co.uk/isisra.html

Humby, S. (2015, 05 24). Rose Alchemy. Retrieved 05 24, 2015 from Rose Alchemy.com: http://www.rosealchemy.com/

Iles, L. (2013). Isis, Rose of the World. Retrieved 05 24, 2015, from Mirror of Isis: http://mirrorofisis.freeyellow.com/id125.html

Jordon, D. (2015). Wild Rose Flower Essence The way to heal the heart. Retrieved 05 24, 2015, from Dr Jordon.com: http://dr- jordan.com/2013/06/09/wild-rose-flower-essence-the-way- to-heal-the-heart/

Lawless, J. (1992). The Encyclopaedia of Essential Oils. Dorset: Element Books .

Legend ofCherokee Rose. (1996). Retrieved 05 24, 2015, from Powersource.com: http://www.powersource.com/cherokee/rose.html

Lesser, R. E. (2013, 06 12). Rose Queen of Flowers - Secret Healer . Retrieved 05 24, 2015, from Ruth E Lesser: https://ruthelsesser.wordpress.com/2013/06/12/rose- queen-of-flowers-sacred-healer/

Making Rose Sugar. (2014, 04 24). Retrieved 05 24, 2015, from The Charm of Home Blogspot : http://thecharmofhome.blogspot.co.uk/2012/04/making- rose-sugar.html

Manniche, L. (1989). An Egyptian Herbal . London: British Museum Press.

manniche, L. (1999). Sacred Luxuries;Fragrance, Aromatherapy and Cosmetics in Ancient Egypt. London: Opus Publishing.

Marina. (2015). ROSES IN GREEK HISTORY, CULTURE AND MYTHOLOGY. Retrieved 05 24, 2015, from Yummy Cyprus:

http://www.yummycyprus.com/index.cfm/id/news/lang/ english/page/2/type/121/recID/1724/Roses_in_Greek_hist ory _culture_and_mythology

Mojay, G. (1996). Aromatherapy for Healing the Spirit: Restoring Emotional and Mental Balance with Essential Oils. Tankabon.

Morrison Gardens. (2014). The Meaning of Rose Colours. Retrieved 05 24, 2015, from http://www.rkdn.org/roses/colors.asp

Natural Home Remedy . (2015). Natural Home Remedy - Rose Centifolia. Retrieved 05 25, 2015, from Natural Home Remedy : http://naturalhomeremedies.co/Rose.html

Nazıroğlu M1, K. S. (2013, 01). Rose oil (from Rosa × damascena Mill.) vapor attenuates depression-induced oxidative toxicity in rat brain. Retrieved 05 24, 2015, from Pubmed: http://www.ncbi.nlm.nih.gov/pubmed/22484603

nmessences.com. (2015). Yellow Rose. Retrieved 05 24, 2015, from http://www.nmessences.com/essences/rose_yel_trauma.ht ml

Oman Info. (2011, 03 09). Roses bring scent of success to highlands. Retrieved 05 24, 2015, from Oman Info:

http://www.omaninfo.com/news/roses-bring-scent-success- highlands.asp

Rich, P. (1994). Practical Aromatherapy. London: Paragon . Rose . (n.d.). Retrieved 05 24, 2015, from Wikepedia:

http://en.wikipedia.org/wiki/Rose

Rose and Cardomom Porrige. (Unlisted). Retrieved 05 24, 2015, from Psychologies: https://psychologies.co.uk/rose- cardamom-pistachio-porridge

Rose Cottage Flower Essences. (2015). Rose Essences. Retrieved 05 24, 2015, from Unfolding Enlightenment.com: http://www.unfoldingenlightenment.com/RoseCottageFlow erEssences/index.html

Rose Essence . (2015). Retrieved 05 24, 2015, from Floracopeia: http://www.floracopeia.com/Flower-Essences/Rose-Flower- Essence.html

Rose Flower Essence . (2015). Retrieved 05 24, 2015, from Still point aromatics: http://www.stillpointaromatics.com/alchemystical- apothecary-rose-flower-essence-love

Sachs, M. (1994). Ayurvedic Beauty Care. Twin Lakes Wisconsin: Lotus Books.

Sacred Lotus. (2015). Chinese Herb: Mei Gui Hua (Young Flower of Chinese Rose (Bud)), Flos Rosae Rugosae. Retrieved 05 24, 2015, from Sacred Lotus: http://www.sacredlotus.com/go/chinese- herbs/substance/mei-gui-hua-young-flower-of-chinese-rose- bud

Schmitt S, S. U. (2010). Variation of in vitro human skin permeation of rose oil between different application sites. Komplementarmedizin .

Schotte, N. (2015). Flower Essences. Retrieved 05 24, 2015, from La Vie De La Rose: https://laviedelarose.com/

Semiata-Akuaba, T. (2003). Rose Flower Essences: loving Support Through Life's Transitions. Retrieved 05 24, 2015, from Flower Essence Magazine.com: http://www.floweressencemagazine.com/feb03/roseessence s.html

T, H. (2009). Relaxing effect of rose oil on human. Natural Product Communications .

The Meanings of Rose Colours. (2015). Retrieved 05 24, 2015, from Rose for Love.com: http://www.roseforlove.com/the- meanings-of-rose-colors-ezp-22

The Perfume Society . (2015). The Romans: when fountains flowed with rosewater. Retrieved 05 24, 2015, from The Perfume Society : http://perfumesociety.org/discover-perfume/an-introduction/history/the-romans-when-rosewater-flowed- through-fountains/

Tisserand, R. (1988). Aromatherapy for Everyone. London: Penguin Books.

Tisserand, R. (1977). The Art of Aromatherapy. Saffron Walden : The C. W Daniel Company Limited.

Trade India. (n.d.). Rose Absolute . Retrieved 05 24, 2015, from Trade India: http://www.tradeindia.com/fp501360/ROSE- ABSOLUTE-RUH-GULAB-.html

Tree Frog Farm. (2015). Nootka Wild FlowerEssence . Retrieved 05 24, 2015, from Tree Frog Farm: http://www.treefrogfarm.com/store/flower-essences-tree- essences/nootka-wild-rose-flower-essence.html

White Rose Aromatics. (2009, 09 03). White Rose Aromatics. Retrieved 05 24, 2015, from Ruh Gulab/Rose otto(Rosa damascena) essential oil/Himalayas, India organic: http://www.whitelotusblog.com/2009/09/ruh-gulabrose- ottorosa-damascena.html

Why the Rose Balances the Heart. (2015). Retrieved 24 05, from maharishi Ayurveda: http://www.mapi.com/ayurvedic- knowledge/personal-goals/balance-the-heart-with-roses-and-ayurveda.html

Wildwood, C. (1996). The Encyclopoeadia of Aromatherapy. London: BloomsburyPublishing.

Worwood, V. A. (1987). Aromantics. Great Britain: Bantam Books.

Yin Yan House- Theory. (2015). Jin Ying Zi (Cherokee Rosehip) - Chinese Herbal Medicine. Retrieved 05 24, 2015, from https://theory.yinyanghouse.com/theory/herbalmedicine/ji n_ying_zi_tcm_herbal_database

Aghsane. (2013). Rose OIl. Retrieved 05 19, 2015, from Export Markets.com: http://aghsane_2.exportmarkets.com/product/20345/rose- oil

Case Study Summary: BULGARIAN ROSE OIL. (Unlisted). Retrieved 05 19, 2015, from Ecologic.de: http://www.ecologic.de/download/projekte/1800- 1849/1802/rose_oil.pdf

Dawn. (2006, 02 06). Essential Oil Extraction from Roses. Retrieved 05 19, 2015, from Dawn.com: http://www.dawn.com/news/177445/essential-oil- extraction-from-roses

Eans, D. (2015). Essential Oils of Rose - Wisdom of Arabia. Retrieved 05 19, 2015, from Herbal Educator.com: http://herbaleducator.com/essential-oil-of-rose-wisdom-of- arabia/

Enio Bonchev. (2015). History of Bulgarian Rose. Retrieved 05 19, 2015, from Enio Bonchev: http://www.eniobonchev.com/en/history/

European Cities Past and Present. (2015). Rose and Rose Production . Retrieved 05 19, 2015, from European Cities Past And Present: https://europeancitiespastandpresent.wikispaces.com/Rose+ and+rose+oil+production?responseToken=1ed0904f8c3cc0f5b b224f857ead776b

Focus Fen. (2012, 05 05). Prof. Nedko Nedkov: About 99% of rose oil produced in Bulgaria is exported. Retrieved 05 19, 2015, from Planet Radio: http://www.focus-fen.net/opinion/0000/00/00/2879/

Fukada M, K. E. (2011, 10 30). Effect of "rose essential oil" inhalation on stress-induced skin-barrier disruption in rats and humans. Retrieved 05 15, 2015, from Aromatic Science: https://www.aromaticscience.com/effect-of-rose-essential- oil-inhalation-on-stress-induced-skin-barrier-disruption-in- rats-and-humans-2/

Gholamhoseinian A1, F. H. (2009, 10 16). Inhibitory effect of methanol extract of Rosa damascena Mill. flowers on alpha- glucosidase activity and postprandial hyperglycemia in normal and diabetic rats. Retrieved 05 15, 2015, from Pubmed: http://www.ncbi.nlm.nih.gov/pubmed/19380218

Grieve, M. M. (2014). Roses. Retrieved 05 19, 2015, from Botanica.com: http://www.botanical.com/botanical/mgmh/r/roses- 18.html

Han SH1, H. M. (2006, 07). Effect of aromatherapy on symptoms of dysmenorrhea in college students: A randomized placebo-controlled clinical trial. Retrieved 05 15, 2015, from Pubmed: http://www.ncbi.nlm.nih.gov/pubmed/16884344

Journey to the Rose Country. (2015). Retrieved 05 19, 2015, from Biolandes: http://www.biolandes.com/en-voyage-to-the- country-of-rose.php?voyage=o&lg=en

Mika Fukada1, 2. E. (2011, 10 30). Effect of "Rose Essential Oil" Inhalation on Stress-Induced Skin-Barrier Disruption in Rats and Humans. Retrieved 05 19, 2015, from Oxford Journals.org: http://chemse.oxfordjournals.org/content/37/4/347.long

Nazıroğlu M1, K. S. (213, 01). Rose oil (from Rosa × damascena Mill.) vapor attenuates depression-induced oxidative toxicity in rat brain. Retrieved 05 19, 2015, from Pubmed: http://www.ncbi.nlm.nih.gov/pubmed/22484603

P, C., & C, A. (2012, 06 12). The effects of clinical aromatherapy for anxiety and depression in the high risk postpartum woman – A pilot study. Retrieved 05 15, 2015, from Aromatic Science: http://www.ctcpjournal.com/article/S1744-3881(12)00040- 0/abstract

Pappas, R. (2015). Rose. Retrieved 05 19, 2015, from Essential Oil University : http://essentialoil.university/search/index?q=rose

S. Taavoni, F. D. (2013, 04 18). The effect of aromatherapy massage on the psychological symptoms of postmenopausal Iranian women. Retrieved 050 15, 2015, from Complementary Therapies in medicine: http://www.complementarytherapiesinmedicine.com/article /S0965-2299(13)00062-9/abstract

Sadeghi Aval Shahr H1, S. M. (2014, 09). The effect of self- aromatherapy massage of the abdomen on the primary dysmenorrhoea. Retrieved 05 015, 2015, from Pubmed: http://www.ncbi.nlm.nih.gov/pubmed/25254570

The Rose of Taif. (n.d.). Retrieved 05 19, 2015, from Aramco World: https://www.saudiaramcoworld.com/issue/199706/the.rose s.of.taif.htm

Turkey: Rose and Other Essential Oils. (Unlisted). Retrieved 05 15, 2015, from ITC trade Impact for Good: http://www.intracen.org/uploadedFiles/intracenorg/Conte nt/Exporters/Market_Data_and_Information/Market_inform ation/Market_Insider/Essential_Oils/Turkey%20and%20Ros e%20Oil.pdf

Why Rose Balances The Heart. (2014). Retrieved 05 19, 2015, from Mapi.com: http://www.mapi.com/ayurvedic- knowledge/personal-goals/balance-the-heart-with-roses-and-ayurveda.html

Yu Ri Kim, 1. J.-H.-J. (2014, 11 26). Clinical Evaluation of a New- Formula Shampoo for Scalp Seborrheic Dermatitis Containing Extract of Rosa centifolia Petals and Epigallocatechin Gallate: A Randomized, Double-Blind, Controlled Study. Retrieved 05 15, 2015, from Pubmed: http://www.ncbi.nlm.nih.gov/pmc/articles/PMC4252671/

Clause de non-responsabilité

(1) Introduction

Cette clause de non-responsabilité régit l'utilisation de ce livre. [En utilisant ce livre, vous acceptez cette clause de non-responsabilité dans son intégralité. / Nous vous demanderons d'accepter cette clause de non-responsabilité avant de pouvoir accéder au livre.]

(2) Crédit

Cette clause de non-responsabilité a été créée à l'aide d'un modèle SEQ Legal.

(3) Pas de conseil

Le livre contient des informations sur l'aromathérapie et l'utilisation des huiles essentielles. Ces informations ne sont pas des conseils et ne doivent pas être traitées comme telles. [Vous ne devez pas vous fier aux informations contenues dans le livre comme alternative à l'avis médical qualifié d'un professionnel de la santé ou les conseils d'un professionnel dûment qualifié. Si vous avez des questions spécifiques sur un sujet médical, vous devriez consulter un professionnel qualifié.]
[Si vous pensez que vous souffrez d'une condition médicale, vous devez consulter immédiatement un médecin. Vous ne devez jamais retarder la consultation d'un médecin, ignorer un avis médical ou interrompre un traitement médical à cause des informations contenues dans le livre.]

(4) Aucune représentation ou garantie

Dans la mesure maximale permise par la loi applicable et sous réserve de la section 6 ci-dessous, nous excluons toutes les déclarations, garanties, engagements et garanties relatifs au livre.

Sans préjudice de la généralité du paragraphe précédent, nous ne représentons, ne garantissons, n'assumons ni ne garantissons :

Que les informations contenues dans le livre sont correctes, exactes, complètes ou non trompeuses ;

Que l'utilisation des conseils du livre conduira à résultat ou résultat particulier ; ou

En particulier, qu'en utilisant les conseils du livre, vous guérirez la maladie ou travaillerez de quelque manière que ce soit comme remède contre la maladie.

(5) Limitations et exclusions de responsabilité

Les limitations et exclusions de responsabilité énoncées dans cette section et ailleurs dans cette clause de non-responsabilité : sont soumises à la section 6 ci-dessous ; et régissent toutes les responsabilités découlant de la clause de non-responsabilité ou en relation avec le livre, y compris les responsabilités découlant d'un contrat, d'un délit (y compris la négligence) et d'un manquement à une obligation légale.

Nous ne serons pas responsables envers vous en cas de pertes résultant d'un évènement ou d'évènements échappant à notre contrôle raisonnable.

Nous ne serons pas responsables envers vous de toute perte commerciale, y compris, sans s'y limiter, la perte ou les dommages aux bénéfices, revenus, revenus, utilisation, production, économies anticipées, affaires, contrats, opportunités commerciales ou clientèle.

Nous ne serons pas responsables envers vous en cas de perte ou de corruption de toute donnée, base de données ou logiciel.

Nous ne serons pas responsables envers vous en cas de perte ou de dommage spécial, indirect ou consécutif.

(6) Dérogations

Rien dans cette clause de non-responsabilité ne doit : limiter ou exclure notre responsabilité en cas de décès ou de blessures résultant d'une négligence ; limiter ou exclure notre responsabilité en cas de fraude ou de fausse déclaration frauduleuse ; limiter l'une de nos responsabilités d'une manière qui n'est pas autorisée par la loi applicable ; ou exclure l'une de nos responsabilités qui ne peut être exclue en vertu de la loi applicable.

(7) Divisibilité

Si une section de cette clause de non-responsabilité est jugée illégale et/ou inapplicable par un tribunal ou une autre autorité compétente, les autres sections de cette clause de non-responsabilité restent en vigueur.

Si une section illégale et/ou inapplicable serait légale ou exécutoire, si une partie de celle-ci était supprimée, cette partie serait considérée comme supprimée et le reste de la section restera en vigueur.

(8) Loi et juridiction

Cette clause de non-responsabilité sera régie et interprétée conformément au droit anglais, et tout litige relatif à La clause de non-responsabilité sera soumise à la juridiction exclusive des tribunaux d'Angleterre et du Pays de Galles.

(9) Nos coordonnées

Dans cette clause de non-responsabilité, « nous » signifie (et « notre » et « notre » font référence à) Elizabeth Ashley dont le principal établissement est en Angleterre et Pays de Galles, Coremagik LL, aux USA.

Pour aller plus loin

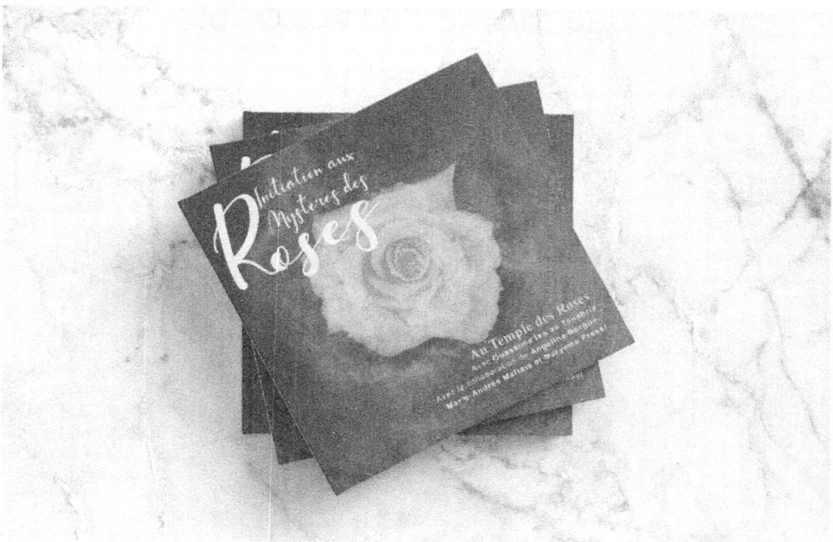

Initiation aux Mystères des Roses Au Temple des Roses

"De toutes les fleurs, je pense qu'une Rose est la meilleure."

- William Shakespeare

Il existe plus de trois-cents espèces de Roses et quatre fois plus d'hybrides et de cultivars. Les Roses sont originaires d'Asie, mais plusieurs espèces sont également originaires d'Europe, d'Amérique du Nord et d'Afrique. Cette prolifération généralisée a peut-être contribué à la riche histoire culturelle de la Rose, ce qui en fait l'un des symboles les plus reconnus à travers le temps.

« Ce livre n'est pas une exploration scientifique des fleurs, mais plutôt une rencontre vibratoire et spirituelle avec ces êtres », explique l'auteure. Rempli de questions incisives, mais compatissantes, ce livre vous guide à travers les étapes de l'introspection afin de communier avec la Rose et de recevoir ses nombreux enseignements et bienfaits.

Ouassima Issrae propose aussi des initiations au Temple des Rose aux femmes qui souhaitent collaborer avec les fleurs et autres Alliés afin d'apporter une profonde guérison et de l'harmonie à différents domaines de leur vie et de diffuser la Lumière à certains endroits du monde.

Pour en savoir plus, visitez le Temple des Roses :

Exposition de Roses Gratuite accessible également sur ces liens

www.templedesroses.com

www.ouassimagik.com

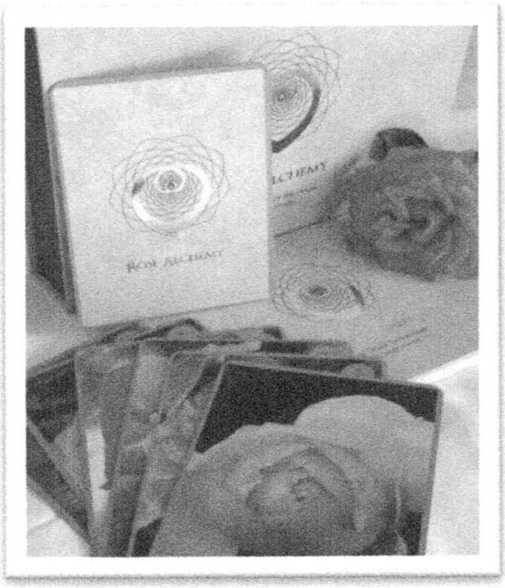

Rose Alchemy par Sandy Humby

Je suis sûr que vous voudriez en savoir plus sur les belles cartes de méditation de Sandy. Les thérapeutes les utilisent souvent pour améliorer davantage la puissance de leur guérison avec les huiles, mais elles sont également un merveilleux outil de méditation et reprise de pouvoir. Vous pouvez en savoir plus sur ceux-ci et son extraordinaire travail de guérison sur http://www.rosealchemy.com/

À Propos de l'Auteur

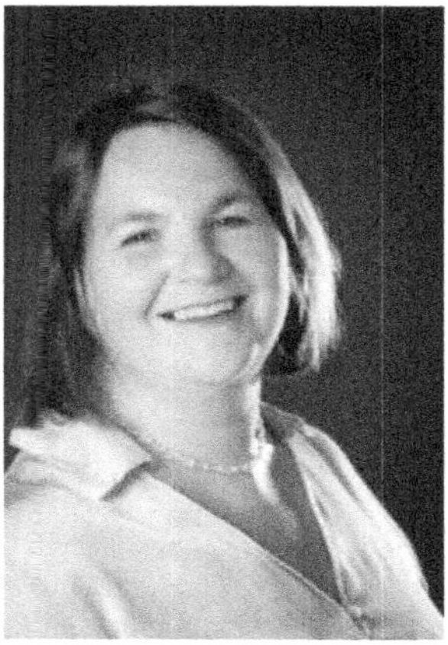

Elizabeth Ashley a obtenu son diplôme d'aromathérapeute en 1993, puis a obtenu son diplôme d'aromathérapie avancée en 1994. Elle pratique l'aromathérapie depuis.

Elle s'est lancée en 1999 dans une toute nouvelle carrière dans le secteur commercial agressif du conseil en recrutement. Là, elle a découvert que les gènes de vendeur de voitures d'occasion de son père s'étaient transmis à elle et a découvert qu'elle avait la capacité de parler avec éloquence et fluidité ! Plus que cela, elle a découvert qu'elle pouvait vendre...

En 2008, Elizabeth est tombée malade pendant sa grossesse avec un caillot de sang dans les poumons. L'embolie pulmonaire l'a empêchée de travailler et elle a commencé à écrire. Très vite, elle obtient son premier contrat en tant qu'écrivaine fantôme... pour un livre de recettes pour les gâteaux au fromage !

Elle a été publiée professionnellement en 2010 pour ses travaux sur l'huile de Férule gommeuse dans l'Aromatherapy Thymes, revue de la Fédération internationale des aromathérapeutes, et sur l'huile de tubéreuse par le Registre néo-zélandais des thérapeutes holistiques.

En 2011, elle a été consultante au Walsall Independent Treatment Centre, conçu pour être un pont arc-en-ciel entre les médecines traditionnelles et complémentaires. Là, elle a pris conscience des grondements de changement dans les soins de santé. Son livre *Sales Strategies for Gentle* Souls en explique les connotations.

Beaucoup de ses livres visent à aider les aromathérapeutes qualifiés à élargir leur répertoire de guérison et à développer leurs entreprises. Elle écrit également pour les personnes qui s'intéressent aux huiles essentielles et qui veulent apprendre à guérir. Ses profils d'huiles essentielles en profondeur retracent les propriétés curatives des plantes depuis les profondeurs les plus obscures du folklore historique jusqu'aux essais scientifiques en laboratoire d'aujourd'hui.

En 2014, elle est parmi les meilleurs 50 rédacteurs de contrats sur le marché des pigistes Elance.com. Elle est l'écrivaine fantôme de sept bestsellers Amazon numéro un dans la catégorie de la guérison naturelle. Elle vit dans le Shropshire avec son mari et son plus jeune fils, tenus en compagnie par leur chat, la perruche et de nombreux bancs de poissons tropicaux !

Elizabeth Ashley est peut-être l'un des écrivains d'aromathérapie les plus publiés dont vous n'avez jamais entendu parler sous le nom *la guérisseuse secrète.*

www.thesecrethealer.co.uk

À propos de Coremagik

En travaillant avec des auteurs nouveaux ou établis, nous offrons un pont pour apporter la sagesse, la magie et le mystère au monde. Notre maison de création aide les auteurs à entrer sur la scène mondiale pour faire avancer les messages qui doivent être partagés à travers les mots et l'art. Nous reconnaissons que leur travail est basé sur la collaboration sacrée et la réciprocité. Retrouvez-nous ici : www.coremagik.com

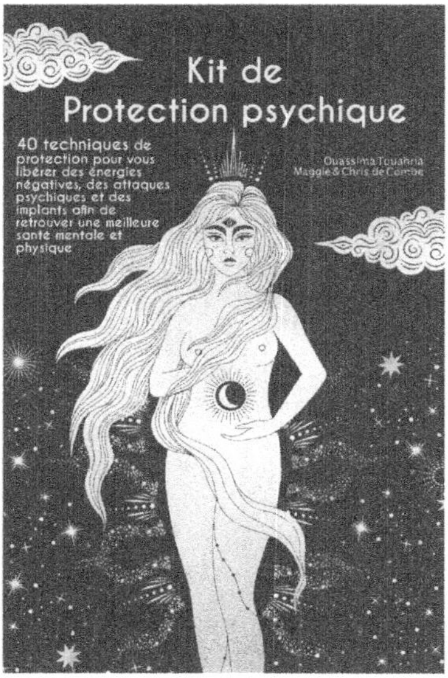

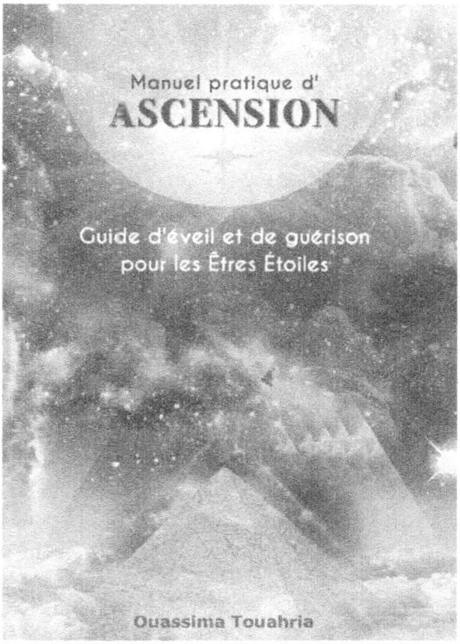

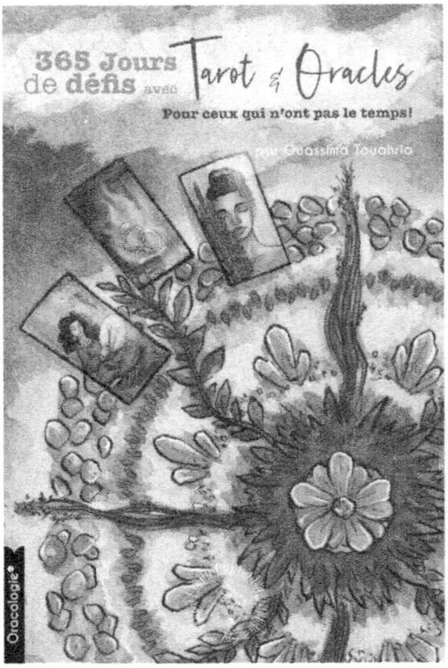
365 Jours de défis avec Tarot & Oracles
Pour ceux qui n'ont pas le temps!
par Ouassima Touahria
Oracologie

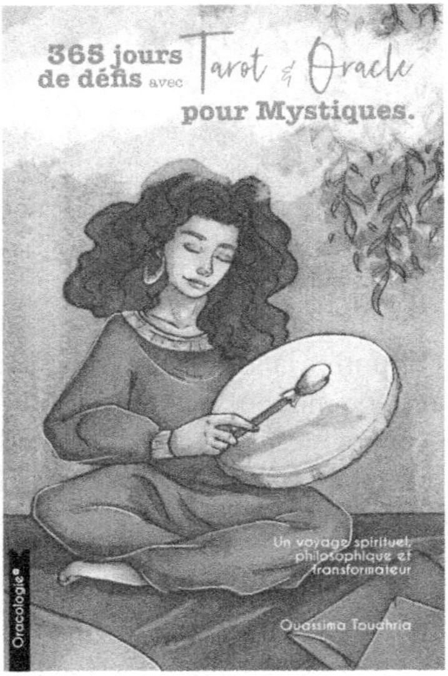
365 jours de défis avec Tarot & Oracle
pour Mystiques.
Un voyage spirituel, philosophique et transformateur
Ouassima Touahria
Oracologie

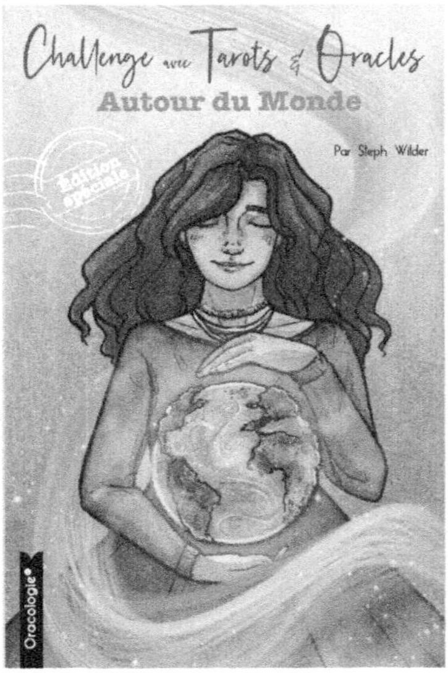
Challenge avec Tarots & Oracles
Autour du Monde
Par Steph Wilder
Édition spéciale
Oracologie

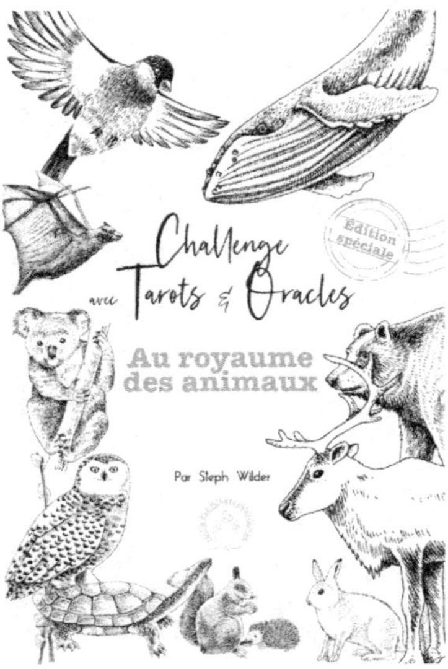
Challenge avec Tarots & Oracles
Édition spéciale
Au royaume des animaux
Par Steph Wilder

Made in the USA
Monee, IL
13 September 2026

62981880R00090